La SUPRACONCIENCIA existe
Vida después de la vida

Dr. Manuel Sans Segarra
Juan Carlos Cebrián Barrientos

La SUPRACONCIENCIA existe
Vida después de la vida

Planeta

Obra editada en colaboración con Editorial Planeta – España

© Manuel Sans Segarra, 2024
© Juan Carlos Cebrián Barrientos, 2024

Diseño de interior: © Mauricio Restrepo
Fotografía de interior: © The State Silk Museum, Georgia
Iconografía: Grupo Planeta

© 2024, Editorial Planeta, S. A. – Barcelona, España

Derechos reservados

© 2025, Editorial Planeta Mexicana, S.A. de C.V.
Bajo el sello editorial PLANETA M.R.
Avenida Presidente Masarik núm. 111,
Piso 2, Polanco V Sección, Miguel Hidalgo
C.P. 11560, Ciudad de México
www.planetadelibros.com.mx

Primera edición impresa en España: septiembre de 2024
ISBN: 978-84-08-29128-2

Primera edición impresa en México: enero de 2025
ISBN: 978-607-39-2315-6

No se permite la reproducción total o parcial de este libro ni su incorporación a un sistema informático, ni su transmisión en cualquier forma o por cualquier medio, sea este electrónico, mecánico, por fotocopia, por grabación u otros métodos, sin el permiso previo y por escrito de los titulares del *copyright*.

La infracción de los derechos mencionados puede ser constitutiva de delito contra la propiedad intelectual (Arts. 229 y siguientes de la Ley Federal del Derecho de Autor y Arts. 424 y siguientes del Código Penal Federal).

Si necesita fotocopiar o escanear algún fragmento de esta obra diríjase al CeMPro (Centro Mexicano de Protección y Fomento de los Derechos de Autor, http://www.cempro.org.mx).

Impreso en los talleres de Litográfica Ingramex, S.A. de C.V.
Centeno núm. 162-1, colonia Granjas Esmeralda, Ciudad de México
Impreso en México – *Printed in Mexico*

Índice

Prefacio, Dr. Manuel Sans Segarra 9
Prefacio, Juan Carlos Cebrián Barrientos 11

Prólogo, Dr. Mario Alonso Puig 15

1. Cambio de perspectiva 17
2. Introducción a la Supraconciencia 27
3. Actividad neuronal y conciencia 45
4. Fenómenos que son enigmas 61
5. Interrogantes sin respuesta 75
6. Abrir la mente a la física cuántica 85
7. Se muere como se vive......................... 97
8. Propiedades de la Supraconciencia 109
9. Biología cuántica............................. 121
10. Conciencia cuántica universal 127
11. Repercusiones psicológicas de las ECM 137
12. Cómo contactar con la Supraconciencia 143

13. Estudios científicos acerca de las ECM 153
14. ¿Cómo descubrí al doctor Manuel Sans Segarra? 163
15. Tessa Romero, una ECM fascinante 177
16. La ECM de Jesús Alonso Gallo, emprendedor e inversor en serie 189
17. La ECM del médico José Morales 201
Conclusiones 219
Anexo. Por qué las ECM no son alucinaciones 231

Bibliografía.. 241

Quiero dedicar este libro a las personas que tanto han influido en mi estructuración caracterológica y en mi decisión profesional, mis padres, Manuel y Carmen, y también a aquellas que tengo tan próximas en la actualidad, mi esposa, Magaly, y mis hijos, Jaime y David, tan importantes en mi vida y a los que tanto quiero.
Ellos me han estimulado, motivado y orientado a escribir este libro.
Reconozco que soy una persona tremendamente afortunada.

Dr. Manuel Sans Segarra

A mis abuelos Paco e Isabel, que me transmitieron el sentido del amor incondicional. Y que me siguen cuidando desde el infinito. Antes de escribir este libro lo intuía. Ahora, estoy plenamente convencido.
A mis padres, Pepe y Paqui, que me dieron la vida y me mostraron el camino para ser una persona buena.
A mi esposa, Elena, y mis hijas, Elena y Carla, que me llenan de ilusión los días. Y con las que estamos construyendo el camino de la vida. ¿Cuál ha sido tu mejor momento de hoy?
A mi hermana Noemí, a su esposo, Raúl, y a mi sobrina y ahijada Gabriela, con los que compartimos momentos de vida.
A mi cuñado Jordi Juez y a mi amigo Juan Antonio Fernández. Vosotros fuisteis el inicio de un cúmulo de causalidades que explico más adelante y de las que este libro forma parte.
Y, como no, gracias a la vida, *por todo lo que me da día tras día.*

Juan Carlos Cebrián Barrientos

Prefacio
Dr. Manuel Sans Segarra

En el contenido del libro existe una parte autobiográfica que, soy consciente de ello, precisa su justificación. A lo largo de mi vida profesional como cirujano he tratado a varios pacientes diagnosticados de muerte clínica por distintas causas, con paro cardiaco y respiratorio, arreflexia (es decir, sin respuesta refleja a cualquier estímulo) y, como demostraba el electroencefalograma plano tras quince segundos, sin actividad mental. Algunos de esos pacientes lograron recuperarse y, tras hacerlo, explicaron una serie de vivencias durante la muerte clínica que se han denominado «experiencias cercanas a la muerte» (ECM). Durante el seguimiento de estos pacientes, observé el profundo impacto psicológico que les provocaron las ECM, especialmente en su concepción existencial.

Desde el primer momento en que conocí estos fenómenos —llamados *near-death studies* (NDS) en inglés—, se despertó en mí un profundo interés por conocer su etiopatogenia (sus causas y mecanismos) y su fisiopatología (las alteraciones que ocasionan en el cuerpo). Consulté la extensa bibliografía existente y diversas disciplinas relacionadas: neurología, psiquiatría, psicología, física teórica, filosofía, metafísica y religión. No cabe duda de que el profundo conocimiento antropológico del ser humano que he adquirido ha influido en mi concepción existencial.

He podido descubrir la realidad de la vida humana en su tridimensionalidad. La auténtica finalidad es descubrir y vivir de acuerdo a la Supraconciencia, nuestra realidad existencial, que nos hace únicos e irrepetibles y nos permite ser felices y libres.

He aprendido a gestionar mejor mis emociones y estructurar mi vida de acuerdo con los arquetipos.

Como médico especialista en cirugía general y del aparato digestivo, valoro a mis pacientes de manera integral (cuerpo, mente y espíritu) intentando la curación o, si esta no es posible, la mejor paliación. Además, siempre busco consolar al enfermo y a sus familiares.

He comprobado que es posible llegar a contactar con la Supraconciencia y poder así controlar el ego, nuestra falsa identidad, que me gusta denominar el «no yo», inhibiendo sus cuatro potentes armas: la ignorancia, la afección por lo material, el egoísmo y el miedo. Todo miedo es, en el fondo, miedo a la muerte.

Soy consciente de que ayudar a despertar conciencias es muy importante. El mínimo número requerido para «poner en marcha» un cambio en la conciencia general es la raíz cuadrada del 1 % de la población. Por tanto, hay que conseguir una masa crítica de personas conscientes de su realidad existencial para poder cambiar la dinámica actual de nuestra civilización, dominada por la *egomanía* imperante, que nos lleva a una profunda afectación y alteración de la atmósfera, hidrosfera, geosfera y biosfera, poniendo en peligro nuestra civilización y nuestro planeta.

Prefacio
Juan Carlos Cebrián Barrientos

Hasta abril de 2023 no había profundizado en mi ser. Hasta ese mes, había basado mi vida en el hacer y en el tener. Por supuesto que existía mi ser. Solo que no había profundizado en él.

Tengo cuarenta y seis años en el momento de escribir estas líneas (enero de 2024), soy periodista de formación y emprendedor de vocación, y he tenido una vida llena de bondades, momentos de alegría y quizá diría que hasta fácil, si la comparamos, sobre todo, con las de mis padres o mis abuelos.

Por tanto, profundizar en mi ser no ha hecho que mi vida sea sencilla.

Ya lo era.

Sin embargo, gracias a este libro y al contexto en el que surge, que descubriréis más adelante, estoy comprendiendo mucho más que la vida no va de ganar más dinero, de estar en un despacho quince horas focalizado en un proyecto empresarial o de triunfar y ser reconocido, en el sentido occidental de lo que eso significa.

Esto no quiere decir que rechace el dinero, que no vaya a dedicar mi vida a mis emprendimientos o que de pronto ya no me importe ser reconocido.

Solo que lo estoy situando en el lugar que toca. Y tanto el dinero como el reconocimiento deben entenderse como una consecuencia. No son un fin.

Hay algo que me está ayudando sobremanera. Y que quiero compartir con vosotros.

Al contrario de lo que creía, lo que nos sucede depende mucho menos de nuestras acciones de lo que pensamos. Lo que nos sucede deriva de nuestro ser y no tanto de nuestro hacer.

De hecho, nuestro hacer debería basarse en cómo actuamos con aquello que la vida nos va poniendo delante una y otra vez, en cómo afrontamos lo que la vida nos da y lo que ella misma nos quita. Ahí están nuestras acciones.

Lo que nos pasa en la vida, en cambio, está determinado por algo más profundo. Por lo que sentimos. Por lo que realmente somos. Por cómo estamos conectados con el universo. Por cómo nos relacionamos con la Supraconciencia.

Al acabar la lectura de este libro entenderás el sentido de esta frase. No tengo dudas.

He confiado muchísimo en mí durante toda mi vida, por la educación que me dieron mis abuelos y mis padres, y ni siquiera me había planteado qué significaba confiar en la vida.

Y en este prefacio quiero decirte una cosa. Que confíes en ti, por supuesto. Pero, sobre todo, que el gran salto está en confiar en la vida. Ahí reside el salto cuántico que, si profundizas en él, va a hacer que empiecen a ocurrirte cosas extraordinarias. Por favor, no entiendas «extraordinarias» como muestras de éxito. No va por ahí.

El éxito es solo una consecuencia. No es el fin de tu ser, y

Prefacio

tampoco debería serlo de tu hacer. Si eso está alineado, vivirás en paz y experimentarás la sensación de felicidad que tanto buscamos de manera continua.

Si el éxito llega, estará bien. Si no lo alcanzas, también. De hecho, deberíamos reflexionar acerca de lo que entendemos como éxito. ¿Es un éxito que este libro llegue a millones de lectores? ¿O simplemente que, al leerlo, una sola persona del mundo despierte su conciencia?

En el año 2023 pasaron cosas extraordinarias en mi vida. La mayoría de ellas fueron buenas, aunque algunas me provocaron dolor. Con el tiempo, he entendido que todo forma parte de la vida.

Para acabar, voy a explicar una que me ha traído paz y serenidad: haber tenido el enorme PRIVILEGIO de conocer al doctor Manuel Sans Segarra. Y lo escribo en mayúsculas, aunque con ello pueda infringir alguna norma, porque así lo siento.

Escucharlo por primera vez hablar sobre la Supraconciencia y la vida después de la vida fue para mí un antes y un después. Aunque ya conocía la existencia de las ECM, la importancia de la espiritualidad e incluso la física y la mecánica cuánticas, mi ser necesitaba encontrar al doctor Sans Segarra para que se despertara mi conciencia. Y, por ello, doy gracias a la vida.

De hecho, cuando leas el capítulo donde explico cómo lo conocí, comprenderás que poco tuvieron que ver mis acciones para que coincidiéramos y, en cambio, sí, y mucho, una serie de sucesos causales que detallo. Y por eso estoy plenamente convencido de que:

No existen las casualidades, sino las causalidades.

Una frase que, una vez tras otra y desde personas de ecosistemas sin ninguna relación, me ha llegado en infinidad de ocasiones durante estos últimos meses.

Prólogo
Dr. Mario Alonso Puig

Conocí al doctor Manuel Sans Segarra en un congreso al que nos invitaron para impartir una conferencia. Lo que compartió y la manera en que lo hizo me impactaron profundamente. A lo largo de mi carrera como cirujano general y digestivo en Estados Unidos y en España, ya había tenido la fortuna de conocer a personas que vivieron experiencias cercanas a la muerte (ECM) y había leído algún libro al respecto. Sin embargo, nunca hasta entonces había escuchado a nadie hablar, con la solidez académica y científica del doctor Sans Segarra, sobre esas experiencias, un tema que a menudo se percibe como tabú o fruto de un exceso de imaginación.

El doctor Sans Segarra y Juan Carlos Cebrián Barrientos conectan esta obra, escrita con profundo rigor, tanto con la filosofía sapiencial como con los hallazgos de la física cuántica. Además, más allá de cualquier creencia que se tenga, ofrecen abundantes ejemplos de personas que han tenido ECM y de la manera en que dichas experiencias han transformado sus vidas.

Hoy necesitamos superar la visión tan dualista y materialista que tenemos acerca de las cosas. A menudo, miramos con enorme sospecha todo aquello que no se puede etiquetar, pesar o medir y, sin embargo, cada vez vemos con mayor asombro, sobrecogimiento y gratitud cómo la investigación empieza a mostrar un mayor interés por el mundo de lo sutil. Esto es importante, porque solo aquellos que llegan a ver lo invisible pueden alcanzar lo imposible.

Esta obra es, ante todo, un ejercicio de valentía, porque hace falta tenerla para tratar temas que son tan escurridizos. Por eso, es de celebrar que el doctor Manuel Sans Segarra y Juan Carlos Cebrián Barrientos hayan escrito un libro tan interesante, ameno y riguroso sobre las ECM.

Albert Einstein, uno de los padres de la física cuántica, sostenía que la separación que vemos entre los mundos interior y exterior es una pura ilusión de la mente. Ha llegado para mí la hora de que nos abramos con humildad, interés y curiosidad a explorar hasta qué punto la materia y la energía no son elementos opuestos, sino complementarios. Este magnífico libro nos puede ayudar en dicha exploración.

1
Cambio de perspectiva

Ellos no sabían que era imposible, así que lo hicieron.

MARK TWAIN

Soy un médico especializado en cirugía general y digestiva, con un enfoque particular en la cirugía oncológica. En este relato, quiero compartir mi evolución personal y cómo llegué a cambiar mi perspectiva sobre la vida y la conciencia.

Mi camino hacia la cirugía

En mi familia no había ningún médico, así que fui el primero en tomar ese camino. Mi interés por la medicina se despertó a consecuencia de los relatos sobre la guerra civil española de mi madre, enfermera de quirófano, y de mi padre, que también trabajaba en el ámbito de la salud. Desde pequeño mostré un interés innato por la biología y la anatomía, hasta el punto de que llegué a disecar un pájaro muerto por la curiosidad de ver su interior.

Mi inclinación hacia la biología se afianzó durante mis estudios de bachillerato y, cuando llegó el momento de decidir mi carrera universitaria, no tuve dudas: quería estudiar Medicina. Mis padres me apoyaron en esta elección y, gracias a mis buenas notas, obtuve una beca. Pero lo que comenzó como una mera elección de carrera se convirtió en una pasión que me llevó a explorar las profundidades de la vida humana y más allá.

Durante mi formación médica me di cuenta de que mi verdadera pasión estaba en la cirugía. Descubrí dos aspectos importantes en esta disciplina: la parte práctica, que involucra disección y procedimientos manuales, y la parte científica, que justifica nuestras acciones quirúrgicas desde una perspectiva teórica.

Desde el tercer o cuarto año de carrera comencé a trabajar en el servicio de urgencias de cirugía del Hospital Clínico de Barcelona, donde hacía guardias y ganaba experiencia en el campo. Después de obtener mi licenciatura en Medicina y Cirugía con excelentes calificaciones, me especialicé en cirugía general digestiva en la cátedra del doctor Pedro Piulachs, de la Facultad de Medicina de la Universidad de Barcelona, durante cuatro años. Posteriormente, amplié mis conocimientos teóricos y prácticos en el extranjero antes de dedicarme plenamente a mi carrera profesional en el Hospital Universitario de Bellvitge (Barcelona).

La cirugía me permitió combinar mi amor por la biología con un deseo profundo de ayudar a los demás. Cada operación era un desafío único que requería precisión, habilidad y un profundo conocimiento de la anatomía humana. Pero, más allá de la técnica quirúrgica, también aprendí sobre la importancia del cuidado compasivo y la comunicación afectiva con los pacientes. El médico tiene que curar y, si no es posible, paliar, pero siempre debe consolar al enfermo y sus familiares.

Mi tiempo en el extranjero fue una experiencia valiosísima

que amplió mi perspectiva y profundizó mi comprensión de la medicina. Trabajé con algunos de los mejores cirujanos del mundo especializados en cirugía del esófago y el páncreas y tuve la oportunidad de aprender sobre las últimas técnicas y avances en cirugía digestiva.

Como cirujano, en el Hospital Universitario de Bellvitge tuve el privilegio de utilizar mis habilidades y conocimientos para mejorar la vida de mis pacientes. Cada día me recuerda por qué elegí este camino y me motiva a seguir aprendiendo y creciendo como médico.

Enfoque científico

A lo largo de mi formación y carrera me he guiado estrictamente por el método científico cartesiano y newtoniano. Esto significa que consideraba las leyes naturales como la base de nuestra comprensión de la medicina y veía la materia como el elemento fundamental de la naturaleza.

El método científico cartesiano y newtoniano ha sido fundamental en mi enfoque hacia la medicina. Este enfoque se basa en la idea de que todo fenómeno natural puede ser explicado por leyes físicas y matemáticas. Como tal, he dedicado mi carrera a la búsqueda de estas leyes en el campo de la medicina, utilizando el método científico para probar hipótesis y avanzar en nuestro conocimiento.

En mi papel como cirujano, he aplicado este enfoque científico a mi práctica clínica. He utilizado las últimas investigaciones para determinar mis decisiones quirúrgicas y para proporcionar a mis pacientes el mejor cuidado posible.

Como profesor universitario, he tenido la oportunidad de supervisar tesis doctorales de residentes. Este trabajo me ha permitido guiar a la próxima generación de médicos e investigadores, inculcándoles la importancia del pensamiento crítico y de seguir una metodología científica rigurosa.

En resumen, mi carrera ha estado guiada por un compromiso con el método científico y una creencia en el poder de la ciencia para mejorar la medicina. Aunque este enfoque puede ser desafiante, creo firmemente que es esencial para avanzar en nuestro entendimiento de la salud humana.

Un encuentro transformó mi perspectiva

Un día, durante una guardia en el servicio de urgencias de cirugía, mi vida dio un giro inesperado. Tuve la experiencia de reanimar a un paciente que había sufrido una muerte clínica a consecuencia de un grave accidente de circulación. Después de operarlo y de que evolucionara correctamente, el paciente compartió conmigo la experiencia que había vivido durante ese período crítico.

Sus explicaciones me llevaron a investigar más a fondo las experiencias cercanas a la muerte y a aprender sobre ellas. Estudié la obra de expertos en el campo como Elisabeth Kübler-Ross, Raymond Moody, Eben Alexander y Melvin L. Morse, entre otros, y me reuní con profesionales de diversas disciplinas —neurólogos, psiquiatras y psicólogos— para comprender mejor estos fenómenos.

Este encuentro cambió mi perspectiva sobre la vida y la muerte. Me hizo cuestionar mis creencias previas y me llevó a explorar áreas de la medicina y la conciencia que antes no había considerado. Comencé a ver que había más en nuestra existencia de lo que se puede explicar a través del método científico cartesiano y newtoniano.

La experiencia cercana a la muerte de mi paciente me mostró que hay aspectos de nuestra conciencia que trascienden nuestra existencia física. Esto me llevó a explorar conceptos como la Supraconciencia o conciencia no local.

A medida que profundizaba en mi investigación, me daba cuenta de que estas experiencias no eran tan raras como pensaba. Muchas personas han informado de vivencias similares. Son miles los casos publicados y hay una creciente base de investigación científica que respalda la validez de estos testimonios.

Este viaje ha sido un desafío, pero también ha sido increíblemente gratificante. Me ha permitido expandir mi comprensión de lo que significa ser humano y ha enriquecido mi práctica médica de formas que nunca hubiera imaginado.

Más allá del método científico

A pesar de mi formación científica, llegué a la conclusión de que el método científico tradicional no podía explicar completamente las ECM. Busqué respuestas en la física teórica, que me permitió entender mejor algunos de los fenómenos reportados por personas que habían vivido estas experiencias.

La física teórica, especialmente la física cuántica, ofrece una visión del universo que va más allá de lo que podemos abarcar con nuestros sentidos. Esta disciplina sugiere que la realidad es mucho más compleja y misteriosa de lo que normalmente percibimos. A través de mi estudio de la física teórica comencé a apreciar que fenómenos como la superposición de estados y el entrelazamiento cuánticos (que describo más adelante) podrían proporcionar una explicación para algunas de las experiencias reportadas en las ECM.

La realidad de la conciencia

Aunque nunca he tenido una ECM personalmente, mi investigación me llevó a la firme convicción de que la conciencia trasciende la materia y puede ser demostrada objetivamente a través de métodos científicos. A través de prácticas como la meditación y la exploración de la conciencia no local, llegué a experimentar esta realidad de manera profunda.

La meditación, en particular, me permitió acceder a estados de conciencia más allá de mi experiencia cotidiana. A través de estas prácticas, pude experimentar directamente la naturaleza trascendental de la conciencia y su conexión con el universo en general.

Estas experiencias me llevaron a comprender que nuestra conciencia no está limitada a nuestro cuerpo físico o a nuestra experiencia sensorial inmediata. En cambio, puede conectarse con un campo más amplio: la Supraconciencia o conciencia no local.

En resumen, mi viaje desde un enfoque puramente científico hacia una comprensión más profunda y holística de la conciencia ha sido fascinante y transformador. Ha cambiado mi forma de ver el mundo y ha enriquecido mi práctica médica de formas inesperadas.

Una nueva visión existencial

Este proceso transformó radicalmente mi perspectiva sobre la existencia. Antes veía la muerte como el fin absoluto, siguiendo la lógica materialista y la segunda ley de la termodinámica. Sin embargo, ahora entiendo que nuestra realidad existencial es eterna y va más allá de nuestro cuerpo y nuestra mente.

Me siento afortunado por haber tenido esta experiencia que cambió mi vida y mi comprensión del mundo. Mi deseo es compartir este conocimiento y ayudar a las personas a despertar a una comprensión más profunda de la realidad. Por eso, comparto mi perspectiva a través de conferencias y grabaciones.

Fomentar la investigación personal

Quiero enfatizar que mis palabras no se deben aceptar de manera dogmática. La creencia ciega requiere dogmas y líderes, mientras que la duda y la investigación personal conducen al descubrimiento de la verdad. Animo a las personas que lean este libro a ser críticas, a pensar, razonar y estudiar por sí mismas. Llegar a sus propias conclusiones es lo que realmente dará valor a su comprensión de la vida y la conciencia.

En palabras del filósofo José Ortega y Gasset, «el buen docente no es aquel que proporciona caudal conceptual al auditorio, sino aquel que, junto al caudal conceptual, despierta el espíritu crítico». Mi objetivo es hacerles pensar y cuestionar, para que puedan encontrar sus propias respuestas en su búsqueda de la verdad.

2
Introducción a la Supraconciencia

> Una mente humana es una parte del todo, llamado por nosotros «universo», una parte limitada en el tiempo y en el espacio. Se experimenta a sí misma, a sus pensamientos y sentimientos, como algo separado del resto, pero es una especie de ilusión óptica de la conciencia.
>
> ALBERT EINSTEIN

La Supraconciencia, conciencia no local o espíritu es un tema fascinante que ha capturado la atención de muchos investigadores y curiosos. En este libro exploramos la idea de que la conciencia no es simplemente el resultado de la actividad neuronal en el cerebro, sino que reside en un nivel más profundo y fundamental de la realidad. Lo más importante, vamos a buscar fundamentos científicos que apoyen la certeza de que la Supraconciencia existe, y aquí las referencias a la mecánica cuántica son fundamentales.

Si algo queremos conseguir con este libro es despertar conciencias y hacer más feliz la vida de cada una de las personas que lo lean. Tenemos claro que, en la mayoría de las ocasiones, nuestros lectores no serán científicos expertos en la teoría cuántica, que se ocupa de fenómenos relacionados con las partículas más pequeñas conocidas, las partículas subatómicas. Por tanto, recurrimos a un lenguaje lo más cercano posible y, en general, tras cada explicación técnica añadimos una metáfora que ayuda a comprenderla.

La idea de que la conciencia es algo más que la actividad neuronal en el cerebro no es nueva. Desde la Antigüedad, filósofos y pensadores han debatido sobre la naturaleza de la conciencia y su relación con el mundo que nos rodea. Sin embargo, en las últimas décadas, la investigación científica ha comenzado a arrojar luz sobre este tema y ha surgido una nueva comprensión de la conciencia que va más allá de la interpretación convencional.

La relación entre la conciencia y la física cuántica es un tema de investigación en curso que genera intensos debates. Algunos científicos, como el físico matemático Roger Penrose y el anestesiólogo y psicólogo Stuart Hameroff, por ejemplo, han propuesto que la conciencia se genera por procesos cuánticos. Según ellos, el sistema neuronal del cerebro forma una intrincada red y la conciencia que produce debería obedecer a las reglas de la mecánica cuántica, la rama de la física que determina cómo se mueven partículas diminutas como los electrones. Esta teoría sugiere, en definitiva, que la conciencia podría ser el resultado de procesos cuánticos que ocurren dentro de las células cerebrales.

Además, proponen que los microtúbulos —el microesqueleto de las neuronas, las células eucariotas (es decir, las que tienen una membrana que separa el núcleo, con su carga genética en el ADN del citoplasma) que forman el sistema nervioso— están estructurados en un patrón fractal que permitiría que se produjeran procesos cuánticos. Los fractales son estructuras que no son ni bidimensionales ni tridimensionales, sino que tienen algún valor fraccionario intermedio.

Sin embargo, esta conjetura ha sido muy controvertida. A pesar de esto, diversos investigadores están realizando experimentos para poner a prueba algunos de los principios que sustentan la teoría cuántica de la conciencia. Si bien aún no hay una respuesta definitiva, estos estudios podrían acercarnos un paso más a comprender la compleja relación entre la conciencia y la mecánica cuántica.

Como un gran océano

Imagina que la conciencia es como un gran océano. Las olas en su superficie representan la actividad neuronal en nuestro cerebro. Cada ola es única y efímera, al igual que cada pensamiento o sensación que experimentamos. Sin embargo, aunque las olas son lo que vemos y experimentamos, no son todo lo que hay en ese inmenso mar.

En las profundidades de ese océano existen corrientes y movimientos que no podemos ver, pero que son fundamentales para la formación de las olas en la superficie. Estas corrientes representan los procesos cuánticos, como los propuestos por Penrose y Hameroff, que podrían estar sucediendo dentro de nuestras células cerebrales.

Además, al igual que los patrones fractales encontrados en los microtúbulos dentro de nuestras neuronas, el océano también exhibe patrones fractales. Por ejemplo, las corrientes marinas pueden fluir en patrones que no son completamente bidimensionales ni tridimensionales, sino algo intermedio.

Sin embargo, al igual que el misterioso mundo bajo la superficie del océano nos sigue deparando nuevos descubrimientos, todavía no tenemos todas las respuestas sobre la relación entre la conciencia y la mecánica cuántica. Si bien cada nueva ola de investigación nos lleva un paso más cerca de comprender el infinito océano de la conciencia.

Conocemos casos de pacientes que tienen conciencia a pesar de que su actividad neuronal es mínima o nula. Este hecho desafía la comprensión convencional de la relación entre la actividad neuronal y la conciencia, y sugiere que hay algo más en juego.

Existe una conciencia local originada por la actividad bioquímica de las neuronas. Una prueba de ello es que, al inhibir la actividad de estas células, se suspende la llamada «conciencia neuronal». Es lo que ocurre durante el sueño, por ejemplo, o al administrar un anestésico general por vía endovenosa o inhalatoria, cuando la sustancia detiene de manera reversible la actividad neuronal y produce la pérdida de conciencia, para permitir así una actuación diagnóstica o terapéutica agresiva.

La conciencia nos proporciona conocimiento de nuestra existencia, de nuestras reflexiones y de nuestros actos. En cada momento permite saber quién soy, qué pienso, qué hago y en qué entorno me muevo. Como consecuencia, se acompaña de autoconciencia o reflexión sobre uno mismo, que puede compararse con ver en un espejo si nuestras decisiones y actos son o no éticos. La conciencia se origina en el cerebro, pero también en el entorno social, como conciencia colectiva.

Una propiedad fundamental

La conciencia es un estado cuántico coherente donde todas las partes actúan al unísono. En los estados elevados de conciencia se establece un puente trascendente entre lo material y lo espiritual, un puente que genera una gran sensación de expansión, de liberación, que conduce a la paz, la armonía y una profunda unión con la naturaleza y con la energía cuántica universal, la energía primera. En estos estados, se controla el ego y desaparece el egoísmo.

La Supraconciencia es la idea de que la conciencia no es simplemente el resultado de la actividad neuronal en el cerebro, sino que existe en un nivel más profundo y fundamental de la realidad. Según esta idea, la conciencia es una propiedad fundamental del universo, presente en todas las cosas vivas y no vivas.

Como fuente de la conciencia individual, la Supraconciencia nos conecta con el mundo que nos rodea. Aunque pueda parecer un concepto difícil de definir, ya que va más allá de nuestra comprensión convencional de la realidad, pensemos en la Supraconciencia como una especie de campo de energía que permea todo el universo. Esta energía es la fuente de la conciencia individual y es lo que nos permite experimentar todo lo que hay en nosotros y, sobre todo, a nuestro alrededor.

A lo largo de este libro, exploramos la idea de que la Supraconciencia existe no solo en la vida, sino también después de la muerte y antes del nacimiento. Esta concepción sugiere que la conciencia es eterna, algo que trasciende la vida individual y está presente en todo el universo. El mensaje es muy claro y, sin duda, no puede ser más alentador: la muerte no es el final de la conciencia, sino simplemente un cambio en su forma de manifestarse.

Más allá de la conciencia y de la muerte

La intuición de que la conciencia sobrevive a la muerte ha sido explorada por muchas culturas y religiones a lo largo de la historia. En algunas de ellas se cree que esta se reencarna en una nueva forma de vida después de la muerte, mientras que en otras se considera que la conciencia individual se une a una conciencia universal o divina.

La Supraconciencia también nos lleva a reflexionar sobre la naturaleza de la realidad. Según esta concepción, lo real y efectivo no es simplemente lo que percibimos a través de nuestros sentidos, sino que hay mucho más. Existe una realidad más profunda y fundamental que subyace a todo lo que percibimos, y esta realidad es la fuente real de la conciencia. Así, la Supraconciencia también nos lleva a reflexionar sobre la naturaleza de nuestra mente y de nuestro propio cuerpo.

La mente y el cuerpo no son entidades separadas, sino que están interconectadas y forman parte de un todo mucho más grande. La Supraconciencia sugiere que la mente y el cuerpo son parte de un sistema más amplio que incluye todo el universo y que la conciencia es la fuerza que los une. En definitiva, todos y cada uno de nosotros somos naturaleza, somos polvo de estrellas, somos energía cuántica universal.

En los siguientes capítulos profundizaremos en las experiencias cercanas a la muerte, la biología cuántica y la relación entre los sistemas corporales y la mente, entre otros temas. Pero, antes de adentrarnos en ellos, resulta importante tener una comprensión sólida de lo que es la Supraconciencia y por qué conviene explorarla.

> La Supraconciencia va más allá de la conciencia ordinaria o normal: es un estado en el que percibes tu conexión con todo el universo y experimentas una sensación de unidad y totalidad. No se puede abarcar tan solo a través del pensamiento o la reflexión, no es algo que se logre entender por completo a través de la lógica o la razón. En cambio, se experimenta directamente a través de un profundo sentido de conexión e interrelación con todo lo que existe.

Aunque muchos aseguran que la Supraconciencia está reservada para unos pocos elegidos o para aquellos que han dedicado su vida a la meditación y la práctica espiritual, no es así. La Supraconciencia no se puede alcanzar o lograr en un sentido convencional, no es una mercancía que se pueda obtener o poseer. Se revela a sí misma cuando nos abrimos a ella y nos permitimos experimentarla y vivenciarla. La Supraconciencia está disponible para todos nosotros, basta con que estemos dispuestos a explorarla y reconocerla.

Las palabras no alcanzan a describir adecuadamente qué es la Supraconciencia, porque va más allá de ellas y todas las descripciones son insuficientes e incompletas. Sin embargo, a menudo aquellas personas que han experimentado la Supraconciencia hablan de ella en términos de una profunda sensación de paz, armonía, quietud, amor y alegría.

A lo largo de la historia

Diferentes culturas y civilizaciones han desarrollado sus propias teorías y creencias sobre la naturaleza de la conciencia y su relación con el mundo físico. De hecho, la historia del estudio tanto de la conciencia como de la Supraconciencia es tan antigua como la humanidad misma y desde los primeros filósofos hasta los científicos modernos ha sido un fascinante tema de debate en numerosas disciplinas del conocimiento.

En las antiguas civilizaciones de Mesopotamia y Egipto, hace entre cinco mil y seis mil años, se creía que la conciencia residía en el corazón. Los egipcios creían que el corazón era el centro de la vida y la conciencia y que era allí donde residían las emociones, el pensamiento y el carácter de una persona. Este órgano era tan importante para ellos que, durante el proceso de momificación, se dejaba intacto en el cuerpo, mientras que otros órganos se extraían.

La antigua India (7000-600 a. de C.) fue un caldo de cultivo para el desarrollo de sofisticadas teorías sobre la naturaleza de la conciencia. Los filósofos y pensadores de la época la exploraron profundamente, dejando un valioso legado que aún hoy influye en nuestra comprensión de este concepto.

Los Upanishads describen un estado de conciencia pura conocido como Brahman, el alma universal. Según estos textos sagrados hindúes, escritos alrededor del 800 a. de C., Brahman es la realidad última, la fuente de todo lo que existe. Este concepto se refiere a una realidad trascendental que es, a la vez, inmanente y trascendente. Es decir, Brahman está presente en todo el universo y, al mismo tiempo, está más allá de él.

En las antiguas tradiciones y filosofías hindúes se exploraron conceptos fundamentales como el Atman o «yo» eterno. El Atman se consideraba la esencia inmutable de un individuo más allá de cualquier cambio en el cuerpo físico y la mente, es decir, nuestro verdadero y constante «yo».

Una idea central en los Upanishads es que Atman y Brahman son uno y lo mismo. Esta identificación del yo individual con la realidad última es una característica distintiva del pensamiento hindú. Se cree que, cuando nos damos cuenta de esta unidad, alcanzamos la liberación (iluminación, budeidad) del ciclo de nacimiento y muerte (samsara).

La antigua Grecia fue cuna de algunos de los filósofos más influyentes de la historia, cuyas reflexiones sobre la naturaleza de la conciencia han dejado una huella indeleble en el pensamiento occidental. Entre ellos, Platón y Aristóteles (siglos V-IV a. de C.) ofrecieron visiones contrastadas pero igualmente profundas sobre este tema.

Platón, alumno de Sócrates y maestro de Aristóteles, creía en la existencia de un mundo de «formas» perfectas e inmutables que existían más allá del mundo físico. Según su teoría, nuestra conciencia tiene acceso a este mundo a través del razonamiento. Este mundo de formas, también conocido como el mundo de las ideas, es el lugar de las verdades eternas e inmutables, que son la realidad última.

Aristóteles, por otro lado, veía la conciencia como algo intrínsecamente ligado al mundo físico. A diferencia de su maestro Platón, no creía en un mundo separado de formas perfectas. En cambio, sostenía que nuestra conciencia y nuestro entendimiento emergen de nuestra interacción con el mundo físico. Para Aristóteles, todo conocimiento comienza con la experiencia sensorial.

Durante la Edad Media, la interpretación de la conciencia se vio fuertemente influenciada por la teología cristiana. Este período, que abarcó desde el siglo v hasta el xv, fue una época de profunda reflexión y debate sobre cuestiones de fe, moralidad y la naturaleza del ser humano.

San Agustín de Hipona (354-430), uno de los filósofos y teólogos más influyentes de esta época, jugó un papel crucial en la formación de la comprensión medieval de la conciencia. Agustín consideraba que la mente humana era una imagen de la Divinidad y que nuestra capacidad para pensar y entender era una forma de participar en la razón divina. En otras palabras, nuestra conciencia es un reflejo del conocimiento y la sabiduría divinos. Agustín creía que, a través de nuestra capacidad para razonar y comprender, podemos acercarnos a Dios y entender su voluntad. Esta visión colocó la conciencia en el centro del camino hacia la salvación y la vida eterna.

Además, Agustín vinculó estrechamente la conciencia con el concepto del pecado original, relacionado —según el relato bíblico del libro del Génesis— con la desobediencia de Adán y Eva al comer el fruto del árbol prohibido en el Jardín del Edén, que llevó a toda la humanidad a perder la santidad y la justicia que Dios le había concedido. Según la interpretación de Agustín, a través de nuestra conciencia somos conscientes de nuestra naturaleza pecaminosa y nuestra necesidad de redención. Esta idea tuvo una influencia duradera en las enseñanzas cristianas y continúa siendo un tema central en muchas denominaciones cristianas hoy en día.

Con el advenimiento de la ciencia moderna en los siglos xvii y xviii, el estudio de la conciencia comenzó a tomar un enfoque más empírico. Este período vio el surgimiento de grandes pensadores que cambiaron nuestra comprensión de la conciencia, entre los que sobresalió Descartes.

El filósofo y matemático francés René Descartes (1596-1650), uno de los fundadores de la filosofía moderna, es famoso por esta declaración: «Pienso, luego existo» («Cogito, ergo sum», en latín). Esta frase, una de las más conocidas en la historia del pensamiento filosófico, es un principio fundamental en el sistema cartesiano y pone la conciencia en el centro de nuestra existencia. Descartes argumentaba que la única cosa de la que podía estar seguro era de su propia existencia como ser pensante. Aunque todo lo demás podría ser dudoso o engañoso, el hecho de que estaba pensando era una certeza indudable.

Además, Descartes es conocido por su teoría del dualismo cartesiano, que sostiene que la mente y el cuerpo son dos sustancias distintas. Según su teoría, la mente (o alma) es una sustancia pensante no física, mientras que el cuerpo es una sustancia extensa física. Esta visión ha tenido una influencia duradera en nuestra comprensión de la conciencia y sigue siendo un eje central en los debates filosóficos y científicos sobre la mente y el cuerpo. Descartes —valorado como el padre del método científico, junto con el físico, matemático, teólogo, inventor y alquimista Isaac Newton (1643-1727), que introdujo el cálculo matemático— consideraba que la materia, el elemento estructural básico del universo, se regía por las leyes de la naturaleza.

El concepto de objetividad, ya introducido por Aristóteles, condiciona una separación entre observador y objeto, un claro dualismo. Estos principios no se podían atribuir a la actividad anímica mental, que era valorada como un epifenómeno del cerebro, como algo que lo acompañaba, pero que no tenía influencia sobre él. En consecuencia, Descartes consideró que la mente debía ser estudiada por otras disciplinas, como la metafísica, la filosofía y la religión.

El siglo xix marcó un hito importante en el estudio de la conciencia con el aterrizaje de la psicología como disciplina científica. Durante este período, el estudio de la conciencia se centró aún más en el empirismo, un enfoque que se basa en la observación y la experiencia directa.

William James (1842-1910), a menudo considerado el fundador de la psicología estadounidense, fue una figura clave en este cambio. James describió la conciencia como una circulación constante de pensamientos y sensaciones, una idea que se denomina «flujo de conciencia». Según este filósofo y psicólogo, nuestra conciencia no es estática ni fragmentada, sino que se asemeja a un torrente continuo y cambiante de pensamientos, imágenes, sensaciones y emociones.

James también es conocido por su enfoque funcionalista de la psicología. En lugar de centrarse simplemente en los contenidos de la conciencia (como los pensamientos o las sensaciones), estaba interesado en entender las funciones que estos contenidos desempeñan. Por ejemplo, ¿por qué experimentamos ciertos pensamientos o emociones?, ¿cómo nos ayudan a adaptarnos a nuestro entorno?

Los últimos cien años, un cambio de paradigma

El siglo xx fue testigo de avances significativos en nuestra comprensión de la conciencia, con el surgimiento de nuevas disciplinas como la neurociencia y el psicoanálisis. Aunque muchas de ellas ya contaban con una larga historia detrás, la consolidación del método científico y los progresos tecnológicos permitieron importantes avances en diversos campos que multiplicaron nuestros conocimientos sobre la mente humana y la Supraconciencia.

Las neurociencias, que buscan entender los mecanismos que nuestro cerebro emplea para producir fenómenos como la conciencia, emergieron de manera imparable en el siglo XIX. Aunque todavía estamos lejos de tener una comprensión completa de cómo funciona exactamente nuestra conciencia, los avances en neurociencia han proporcionado algunas pistas importantes. Por ejemplo, se ha descubierto que ciertas áreas del cerebro están asociadas con diferentes aspectos de la conciencia, como la percepción, la atención y la memoria.

A principios del siglo XX, el neurólogo Sigmund Freud (1856-1939) revolucionó nuestra comprensión de la mente con su introducción del concepto del inconsciente. Según Freud, nuestras acciones y experiencias conscientes están profundamente influenciadas por deseos y miedos inconscientes. Esta idea desafió la noción prevaleciente de que somos completamente conscientes de nuestras motivaciones y comportamientos.

Freud propuso que la mente humana está estructurada en tres partes: el ello (que contiene nuestros impulsos primitivos), el yo (que se enfrenta a la realidad) y el superyó (que actúa como un crítico moral). Según su teoría, estos tres componentes interactúan constantemente e influyen así en nuestras decisiones y comportamientos.

El físico teórico Albert Einstein (1879-1955), conocido por su teoría de la relatividad, también reflexionó sobre el concepto de conciencia. Aunque no realizó investigaciones formales en este campo, sus pensamientos y citas proporcionan una visión valiosa de su perspectiva, sugiriendo que la mecánica cuántica podría intervenir en la biología celular.

> Einstein creía que la conciencia trasciende la realidad y que la mente está sobre la materia. Considerado uno de los científicos más importantes y conocidos del siglo XX, en una ocasión dijo: «Preocúpate por tu conciencia más que por tu reputación. Tu conciencia es lo que eres. Tu reputación es lo que otros piensan de ti. Y lo que piensan de ti no es tu problema».

Einstein consideraba que el ser humano es parte del universo y que se experimenta a sí mismo como algo separado del resto. Esta idea sugiere una visión unificada de la conciencia y el universo en la que la conciencia no es solo un producto del cerebro humano, sino una parte integral del cosmos.

El célebre Stephen Hawking (1942-2018), famoso por su trabajo en física teórica y cosmología, también mostró interés en el estudio de la conciencia. A diferencia de Einstein, participó en investigaciones formales sobre este tema. Hawking fue uno de los científicos presentes en la Declaración de Cambridge sobre la Conciencia en 2012. Este manifiesto, basándose en evidencias neuroanatómicas, neuroquímicas y neurofisiológicas, afirmaba que los animales no humanos tienen conciencia. Esta perspectiva amplía el concepto de conciencia más allá de los humanos a otros seres vivos.

Además, Hawking creía que la conciencia trascendía la realidad física. Según él, «la mente está sobre la materia». Esta idea refleja una visión similar a la de Einstein, sugiriendo que la conciencia es más que un mero producto del cerebro físico.

En las últimas décadas, el campo de la neurociencia ha proporcionado nuevas formas de explorar la conciencia. Los avances en tecnología han permitido a los científicos observar el cerebro en acción y comenzar a desentrañar cómo sus innumerables neuronas trabajan juntas para producir nuestra experiencia consciente.

Roger Penrose y Stuart Hameroff han propuesto una teoría que vincula la conciencia con la física cuántica. Según su modelo, llamado «orquídea OR», las estructuras microtubulares (formadas por la proteína tubulina dentro de las células cerebrales) pueden soportar procesos cuánticos que contribuirían a la formación de la conciencia.

A pesar de estos avances y nuevas opiniones, el estudio de la conciencia sigue siendo un desafío formidable. La conciencia es subjetiva por naturaleza, lo que significa que cada persona tiene su propia experiencia única e intransferible. Esto hace que sea difícil estudiarla de manera objetiva y cuantitativa.

Además, aunque sabemos que ciertas áreas del cerebro están asociadas con aspectos específicos de nuestra experiencia consciente, todavía no entendemos completamente cómo surge la conciencia de estos procesos cerebrales. Esta dificultad se conoce como «el difícil problema de la conciencia» («hard problem of consciousness», en inglés).

A pesar de estos desafíos, los científicos están haciendo progresos constantes en nuestra comprensión de la conciencia. Con cada nuevo descubrimiento nos acercamos a responder algunas de las preguntas más profundas sobre quiénes somos y cuál es nuestro lugar en el universo.

Prepárate para sumergirte en una lectura que va a cambiar tu percepción de la vida.

3

Actividad neuronal y conciencia

> La conciencia es fundamental. No podemos alejarnos de ella.
> Todo lo que hablamos, todo lo que consideramos como existente
> postula la conciencia.
>
> MAX PLANCK

Desde la fisiología, se podría definir la conciencia como un estado del sistema nervioso que permite la aparición de conductas, complejas y conscientes, en función de las operaciones neuronales temporales que predominan en ciertas regiones cerebrales. Estas conductas complejas, que pueden ser pensamientos o bien acciones que implican algún tipo de movimiento, únicamente se podían medir a través de la observación directa del comportamiento. Pero, hoy en día, gracias a los avances tecnológicos, es posible «fotografiar» la actividad cerebral relacionada con cada tarea gracias a los dispositivos que permiten captar neuroimágenes funcionales.

El enfoque científico con las leyes de la física

La conciencia posee dos cualidades importantes que nos permiten describir su funcionamiento: el nivel de alerta y la experiencia de conciencia.

El nivel de alerta se corresponde con el grado de activación corporal y psicológica que poseemos en un momento en particular, es decir, con la cantidad de energía que empleamos para estar atentos a las necesidades puntuales de nuestro organismo. Cuando estamos dormidos, vencidos por el sueño o sometidos a una anestesia, nuestro nivel de alerta es tan bajo que nuestra conciencia se «desconecta». En este caso, nuestro cerebro y nuestro cuerpo necesitan una activación fisiológica adecuada para poder procesar la información que llega a través de nuestros sentidos.

Para entenderlo mejor, podemos comparar la conciencia con un faro. Cuando el faro está encendido (nivel de alerta alto), ilumina el entorno que lo rodea y nos permite percibir y responder a los estímulos. Sin embargo, cuando el faro está apagado (nivel de alerta bajo), nuestra capacidad para percibir y responder a los estímulos se reduce o desaparece.

En cuanto a la actividad neuronal, se ha sugerido que surge esencialmente en la red formada por neuronas situadas en las regiones mediales frontales y el cíngulo posterior del cerebro. Esta red, que constituye la base neural de la actividad consciente, sería como una orquesta: cada neurona es un músico que toca su instrumento (los microtúbulos dentro de las neuronas) para producir la sinfonía de nuestra conciencia.

En resumen, aunque según las leyes de la física y el método científico tradicional todavía hay mucho que aprender sobre la conciencia y cómo se relaciona con la actividad neuronal, las investigaciones actuales sugieren que nuestra conciencia es el resultado de complejas interacciones entre diferentes regiones del cerebro.

La vida desde una perspectiva científica tradicional

En el gran universo de la ciencia, el método científico cartesiano y newtoniano se erige como un faro de luz, guiando a los investigadores a través de las sombras de lo desconocido. Este enfoque, que ha sido la piedra angular de la investigación científica durante siglos, se aplica tanto a los problemas físicos como a los emocionales y abarca desde los misterios más profundos del universo hasta los desafíos más íntimos de la vida humana.

La vida, bajo este prisma científico, se percibe como un fenómeno finito. Esta visión es una consecuencia directa de los principios fundamentales del método científico. Para ilustrar esto, podríamos considerar la vida como un libro. Cada libro tiene un principio y un final, y aunque las páginas intermedias pueden estar llenas de giros inesperados, siempre hay una última página que marca el final de la historia.

El célebre físico teórico Richard Feynman (1918-1988) afirmó: «La ciencia es la creencia en la ignorancia de los expertos». Esta cita refleja la esencia del método científico: siempre hay más por aprender, siempre hay más por descubrir.

En resumen, el método científico cartesiano y newtoniano nos proporciona una lente a través de la cual podemos examinar y entender el mundo que nos rodea. Nos permite abordar problemas tanto físicos como emocionales con un enfoque sistemático y riguroso. Aunque este método puede llevarnos a ver la vida como algo finito, también nos recuerda que hay mucho que no sabemos sobre ella y que tenemos infinitas posibilidades por conocer.

El método científico cartesiano y newtoniano

Articulado por René Descartes e Isaac Newton en los siglos XVII y XVIII, el método científico ha demostrado ser una herramienta poderosa para descubrir las leyes de la naturaleza. Este enfoque busca reproducir con precisión los fenómenos naturales en un entorno controlado de laboratorio.

Los principios fundamentales del método científico incluyen la dualidad u objetividad, un concepto introducido por Aristóteles, y el monismo material, que sostiene que la materia es el componente estructural básico de la naturaleza. Este método también se basa en el principio de localidad, el cual establece que siempre existe una relación causa-efecto con la realidad de los objetos, que se pueden definir con parámetros objetivos.

Este proceso puede visualizarse como el trabajo de un relojero que desmonta un reloj para entender cómo funciona. Cada pieza del reloj, cada engranaje y cada resorte, tiene su lugar y función específicos. Al igual que el relojero, los científicos descomponen los fenómenos naturales en sus componentes más básicos (las partículas de materia) con el fin de entender cómo funcionan juntas para crear el universo tal como lo conocemos. Es el reduccionismo material, un concepto introducido por Demócrito (siglo IV a. de C.), el filósofo griego que fundó el atomismo: el universo está compuesto por unas partículas indivisibles, los átomos, que se mueven en el vacío.

El método científico cartesiano y newtoniano también sostiene que todo movimiento tiene una continuidad, un principio y un fin.

Estos principios del método científico condicionan un claro determinismo: el ser humano está en el universo como un simple observador. Puesto que todo depende de las leyes naturales, no podemos influir sobre ellas.

Albert Einstein dijo: «La ciencia sin religión está coja, la religión sin ciencia está ciega». Esta cita refleja la interdependencia entre la ciencia y otras formas de conocimiento. Aunque el método científico puede proporcionar una comprensión profunda de cómo funciona el universo, también reconoce sus propias limitaciones. La ciencia puede describir cómo funcionan las cosas, pero no necesariamente por qué existen en primer lugar.

Así, el método científico estudia el universo macroscópico, fundamentándose en el materialismo. Esto determina una separación, un abismo entre ciencia y metafísica, entre materia y espíritu. El propio Descartes condicionó el método científico al estudio de las leyes naturales y la materia, dejando los fenómenos trascendentes a otras disciplinas como la metafísica, la filosofía y la religión.

El método científico es materialista y realista. Actúa a través de la observación y la experimentación para buscar y conocer las leyes naturales y así poder reproducirlas en el laboratorio.

La física teórica se complementa con el método científico. El antagonismo entre materia y espíritu no es real, tiene su símil en las partículas y las ondas del campo cuántico. El método científico aborda el universo macroscópico, mientras que el cuántico se centra en el microscópico.

En resumen, el método científico cartesiano y newtoniano proporciona una forma sistemática y rigurosa de explorar y entender el mundo natural. Aunque este enfoque puede parecer limitante para algunos, también abre infinitas posibilidades para el descubrimiento y la comprensión, como se ha dicho más arriba.

El ser humano desde la perspectiva científica

Con sus principios fundamentales de objetividad y monismo material, el método científico nos proporciona una lente a través de la cual podemos examinar y entender la naturaleza humana. Según este enfoque, el ser humano se compone de cuerpo y mente. El cuerpo es materia, tangible y observable. La mente, por otro lado, es una entidad más etérea, compuesta por sentimientos, emociones, recuerdos, conciencia, memoria y aprendizaje.

Estos fenómenos mentales o anímicos, aunque no tienen un sustrato material desde el punto de vista del método científico, son considerados como un epifenómeno. Es decir, se considera que son una consecuencia de la actividad metabólica neuronal de nuestro cerebro.

Podemos imaginar este proceso como un río. El agua del río (la materia) se puede ver y medir. Pero las corrientes que fluyen bajo la superficie (los fenómenos mentales) son menos visibles y más difíciles de calibrar. Sin embargo, estas corrientes son una parte integral del río y tienen un impacto significativo en su comportamiento y dirección.

El neurocientífico Eric R. Kandel, ganador del Premio Nobel de Fisiología en 2000, ha dedicado gran parte de su carrera a estudiar estos fenómenos. Kandel explora cómo nuestras experiencias moldean nuestras neuronas y cómo estas neuronas moldean, a su vez, nuestras mentes. Al afirmar que «la mente es lo que el cerebro hace», pone de manifiesto la relación entre la compleja actividad cerebral y la experiencia mental, así como la necesidad de seguir profundizando en el estudio de cómo medir y cuantificar los procesos, recuerdos, sentimientos y aprendizajes que habitan en nuestra mente.

Actividad neuronal y conciencia

Relación entre la muerte física y la existencia

La conocida frase «Pienso, luego existo» de René Descartes, uno de los filósofos más influyentes de la historia, nos lleva a reflexionar sobre la naturaleza de nuestra existencia. Según esta perspectiva, nuestra capacidad para pensar y razonar es lo que nos define como seres humanos.

Podemos imaginar nuestra existencia como un río que fluye. Nuestros pensamientos y experiencias son como las corrientes que dan forma al río. Cuando estas corrientes se detienen (es decir, cuando dejamos de pensar), el río deja de fluir. En este sentido, la muerte física, que supone el cese de la actividad neuronal, marca el fin de nuestra existencia.

António Damásio ha explorado esta idea en su obra *El error de Descartes*. Este neurocientífico portugués sostiene que nuestros sentimientos y emociones son fundamentales para nuestro sentido del yo, por lo que Descartes erró al separar el cuerpo de la mente. Aunque estos fenómenos pueden ser difíciles de medir y cuantificar, son una parte integral de lo que nos hace humanos; por lo tanto, según Damásio, «somos, luego pensamos».

Las «maravillas» de la mente son inseparables de la estructura y del funcionamiento del organismo, porque el cerebro y el resto del cuerpo constituyen un conjunto de circuitos reguladores bioquímicos y neurales que interaccionan con el ambiente como un todo. Y precisamente, concluye Damásio, la actividad mental surge de esta relación.

La muerte, desde esta perspectiva, puede verse como el final de un viaje. Al igual que un viaje en coche llega a su fin cuando el motor se apaga, nuestra existencia llega a su fin cuando nuestra actividad cerebral se detiene. Pero, aunque este final puede parecer definitivo, también puede verse como una parte natural del ciclo de la vida.

Richard Feynman, ganador del Premio Nobel de Física en 1965, reflexiona sobre esta idea en su libro *¿Está usted de broma, Sr. Feynman?*, que recoge diversas conversaciones de este físico teórico. En una de ellas argumentaba que, aunque la muerte es inevitable, no deberíamos temerla. En lugar de eso, deberíamos celebrar la vida y todo lo que nos ofrece.

La muerte también plantea preguntas sobre el significado y el propósito de la vida. ¿Por qué estamos aquí? ¿Cuál es nuestro propósito? Estas son preguntas que han intrigado a los filósofos y científicos durante siglos. El biólogo, etólogo y zoólogo Richard Dawkins aborda estas cuestiones en *El relojero ciego*. Dawkins argumenta que, aunque pueda parecer que la vida tiene un propósito, este es en realidad el resultado de procesos naturales sin dirección ni diseño, por lo que es imposible que la evolución de la vida dependa de la voluntad o la actuación de un creador.

El proceso de la muerte tiene dos fases:

1) **La desconexión del neocórtex,** que origina desorientación y confusión. En esta etapa interviene el cerebro medio o sistema límbico, donde está almacenada toda nuestra historia. Se producen momentos placenteros y de sufrimiento que excitan a la persona moribunda al vivenciarlos.

2) **El cerebro basal o reptiliano,** que controla de manera autónoma la vida vegetativa, se ve afectado y aparecen trastornos del ritmo cardiaco y apneas respiratorias.

Actividad neuronal y conciencia

_____

La muerte no es enemiga de la vida, sino que forma parte de ella. Al nacer, empezamos a morir. Hemos de interpretar la vida como una preparación a la muerte. La muerte nos permite volver a nuestro origen.

La respuesta consciente ante la muerte consta de cinco fases, que pueden presentarse de manera aislada y claramente definida o bien de forma conjunta:

1) Al conocer la existencia de una enfermedad que pone en compromiso nuestra situación vital, la primera respuesta es de **sorpresa, negación y aislamiento**.
2) Le sigue una fase de **negación activa**, con ira, rabia y resentimiento. No aceptamos lo que nos ocurre y lo consideramos una injusticia por parte del destino.
3) Ante la evidente realidad, hacemos un **pacto** que no implica la aceptación, pues lo utilizamos para intentar postergar lo inevitable.
4) Esta etapa es la más conflictiva y triste para la persona enferma o moribunda, que se sume en una **depresión** y siente una gran sensación de pérdida. En ocasiones, la desesperación llega a tal punto que, al no encontrar solución, puede abocar al suicidio. En mi experiencia profesional como médico, tristemente he visto casos de pacientes diagnosticados de cáncer que, al conocer su grave afección, han decidido acabar con su vida. En el caso de personas enfermas, los profesionales sanitarios deben ser

conscientes de la peligrosidad de esta etapa para poder comprender y ayudar al paciente.
5) Al final, los pacientes **aceptan** su situación y luchan de manera activa y positiva con la esperanza de una posible curación.

A pesar de estas reflexiones, la muerte sigue siendo un misterio para muchos de nosotros. Aunque el método científico puede proporcionarnos algunas respuestas, también nos recuerda cuánto no sabemos.

¿Qué dice la teoría cuántica?

La teoría cuántica, que se ocupa de los fenómenos a escala atómica y subatómica de las partículas subatómicas (como veremos en el capítulo 6), ha proporcionado una nueva perspectiva para entender la conciencia. Algunos científicos creen que la conciencia se genera por procesos cuánticos. Esta idea, aunque controvertida, ha abierto nuevas vías de investigación y debate en el campo de la neurociencia cognitiva.

Además de los ya comentados Roger Penrose y Stuart Hameroff, otros investigadores continúan explorando la posible conexión entre la conciencia y la física cuántica. En su afán por poner a prueba esta relación, Xian-Min Jin —profesor en la Universidad Jiao Tong de Shanghái— y su equipo han investigado cómo las partículas cuánticas podrían moverse en una estructura compleja como el cerebro, pero en un entorno de laboratorio. Si sus hallazgos pueden compararse algún día con la actividad medida en el cerebro, podríamos estar un paso más cerca de validar o descartar la teoría de Penrose y Hameroff.

En las últimas décadas se ha incrementado el interés por comprender y demostrar la relación que existe entre la conciencia y la actividad neuronal subyacente. Fruto de ello, se han realizado numerosos estudios y experimentos a partir de animales y pacientes con daño cerebral. Mediante la combinación de métodos genéticos y ópticos, aprovechando la enorme precisión de la luz láser para «enfocar» grupos específicos de neuronas, se dispone de sistemas de neuroimagen que permiten observar qué ocurre en las estructuras y redes cerebrales relacionadas, a nivel profundo, con la conciencia.

Conciencia y mecánica cuántica

La mecánica cuántica es una rama de la física que se ocupa del comportamiento de partículas a escalas muy pequeñas, como átomos y partículas subatómicas. Este concepto fue introducido por el físico y matemático alemán Max Planck (1858-1947), quien recibió el Premio Nobel de Física en 1918 al demostrar que la energía depende de la frecuencia de la onda electromagnética y de la constante universal (h) que lleva su apellido. Dicho de manera sencilla: a mayor frecuencia, mayor energía. Planck también demostró que las ondas electromagnéticas van en paquetes, que denominó «cuantos» (del latín *quantum*, «cantidad»), de donde deriva el nombre de mecánica cuántica.

A esta escala, las partículas pueden exhibir comportamientos extraños e inesperados, como estar en múltiples lugares al mismo tiempo (superposición) o afectarse mutua e instantáneamente sin importar la distancia que las separe (entrelazamiento).

Para entenderlo mejor, podemos pensar en la superposición cuántica como un músico que toca varios instrumentos al mismo tiempo. En el mundo macroscópico, esto sería imposible. Pero en el mundo cuántico, una partícula (el músico) puede existir en múltiples estados (tocar varios instrumentos) a la vez.

El entrelazamiento cuántico, por otro lado, podría compararse con dos bailarines perfectamente sincronizados. No importa cuán lejos estén el uno del otro: si uno varía su movimiento, el otro responderá instantáneamente y también lo cambiará.

Las partículas subatómicas no son visibles, pero podemos detectar sus efectos y sus interacciones. El lenguaje de la mecánica cuántica es la matemática —es decir, podemos expresarla con fórmulas matemáticas—, lo que constituye un nuevo paradigma para su interpretación.

Impacto de la explicación cuántica

La idea de que los procesos cuánticos pueden jugar un papel en la conciencia se conoce como «conciencia cuántica». Según esta explicación, propuesta por primera vez por Penrose y Hameroff, los fenómenos cuánticos como la superposición y el entrelazamiento podrían ocurrir dentro del cerebro y contribuir a la formación de la conciencia. Conviene recordar que los microtúbulos existentes dentro de las neuronas del cerebro podrían actuar, de acuerdo con esta teoría, como estructuras cuánticas, y permitir así que se produzcan procesos cuánticos.

Al darla por válida y adentrarnos en ella, esta explicación

cuántica cambiará completamente lo que creemos saber sobre la conciencia, sobre la vida y la muerte, sobre el propio universo. El fascinante impacto de la explicación cuántica se puede concretar, a grandes rasgos, en cuatro consecuencias:

1) **Comprensión de la conciencia.** Podríamos obtener una mejor comprensión de qué es la conciencia y cómo funciona. Esto podría llevar a avances tanto en neurociencia como en psicología.
2) **Avances en medicina.** Si podemos entender cómo la conciencia está vinculada a los procesos cuánticos en el cerebro, podríamos desarrollar nuevos tratamientos para trastornos de la conciencia, como el coma o la enfermedad de Alzheimer.
3) **Revisión de nuestras nociones sobre la vida y la muerte.** Si nuestra conciencia es un proceso cuántico que puede existir independientemente de nuestro cuerpo físico, esto haría cambiar nuestra visión acerca de la vida y la muerte, así como la relación entre ellas y el paso de una a la otra. La explicación cuántica podría proporcionar una base científica para las ECM y las experiencias fuera del cuerpo.
4) **Implicaciones filosóficas y éticas.** Si nuestra conciencia puede existir independientemente de nuestro cuerpo físico, esto plantea preguntas profundas sobre nuestra identidad, nuestro propósito y nuestro lugar en el universo.

4
Fenómenos que son enigmas

> La ciencia es la creencia en la ignorancia de los expertos.
>
> RICHARD FEYNMAN

Las ECM se presentan en pacientes diagnosticados de muerte clínica, que puede sobrevenir por diversas causas. La muerte clínica se define como una situación en la que el paciente presenta un paro cardiaco, con un electrocardiograma plano con línea isoeléctrica —que indica la ausencia de latido—, un paro respiratorio, una arreflexia (falta de reflejos tendinosos) y la falta de actividad mental, con un electroencefalograma plano a partir de los quince o veinte segundos.

Las causas más frecuentes de muerte clínica, en mi experiencia como cirujano, son los traumatismos, los intentos de suicidio, la ingesta de tóxicos, la administración de fármacos o anestésicos, y las hemorragias y graves complicaciones en intervenciones quirúrgicas. Sin embargo, no cabe duda de que la mayor incidencia de muertes clínicas que se presentan en los servicios médicos se debe a accidentes vasculares cardiacos y cerebrales.

Podemos comparar la muerte clínica con un ordenador que se ha apagado. Al igual que un ordenador sin energía no puede realizar ninguna función, un cuerpo humano en estado de muerte clínica no muestra signos vitales.

Sin embargo, al igual que un ordenador puede ser reiniciado, algunos pacientes pueden ser traídos nuevamente a la vida a través de la reanimación cardiorrespiratoria. Esta técnica es similar a pulsar el botón de encendido de un ordenador para reiniciarlo: si se hace rápidamente, puede devolver el sistema a la vida. A consecuencia del progreso científico actual, si se aplican medidas de reanimación cardiorrespiratoria en el primer minuto después del paro cardiaco, hasta un 33 % de los pacientes pueden ser recuperados. Sin embargo, este porcentaje disminuye a aproximadamente el 14 % después del primer minuto.

Estas cifras subrayan la importancia de actuar rápidamente en situaciones de emergencia médica. Cada segundo cuenta cuando se trata de salvar una vida.

El neurocientífico Sam Parnia, profesor asistente de cuidados críticos en la Universidad Estatal de Nueva York, es uno de los muchos investigadores que están trabajando para desentrañar estos misterios. En su libro sobre lo que denomina «el efecto Lázaro» —así llamado en referencia al relato bíblico que explica cómo Jesucristo resucitó a su amigo Lázaro, tras cuatro días muerto, con las palabras «Levántate y anda»—, Parnia explora las ECM y lo que estas nos pueden enseñar sobre la vida y la muerte.

Parnia comienza con una introducción a las ECM, explicando cómo estas experiencias, a menudo descritas como encuentros con una luz brillante o sensaciones de paz y amor inmenso, han sido reportadas por personas que han estado a punto de fallecer. A través de su investigación, Parnia busca entender qué sucede en el cerebro durante tales experiencias y cómo pueden cambiar no solo nuestra comprensión de la vida y la muerte, sino también la definición tradicional de ambas.

En la citada obra, Parnia también explora los avances científicos que han permitido a los médicos revivir a personas que han estado clínicamente muertas durante períodos prolongados de hasta siete horas. Por ejemplo, presenta el caso de una mujer que sufrió un paro cardiaco mientras estaba en el hospital. Los médicos lograron revivirla después de 45 minutos de reanimación cardiopulmonar. Aunque la mujer había estado clínicamente muerta durante ese tiempo, describió luego una ECM en la que se encontró en un lugar lleno de luz y paz, con unos patrones determinados que describiré en los capítulos siguientes.

Este caso, y muchos otros similares, plantean preguntas sobre lo que significa realmente estar vivo o muerto. ¿Cómo es posible que alguien pueda tener una experiencia consciente mientras está clínicamente muerto? ¿Qué nos dice esto sobre la naturaleza de la conciencia y su relación con el cuerpo físico?

A lo largo del libro, Parnia utiliza estos casos para explorar estas preguntas desde una perspectiva científica. Argumenta que las ECM y los avances en reanimación están desafiando nuestras nociones tradicionales de vida y muerte y sugiere que necesitamos nuevas formas de entender estos conceptos.

El trabajo pionero de Parnia sobre el efecto Lázaro es un viaje fascinante a través del misterio de las ECM y de lo que pueden revelar sobre la naturaleza última de nuestra existencia. Así, los lectores son invitados a explorar estos fenómenos desde una perspectiva científica y a considerar las implicaciones profundas que tienen para nuestra comprensión de la vida y la muerte.

Las ECM pueden ser tan variadas como las personas que las experimentan. Algunas informan de sensaciones de paz y amor incondicional, mientras que otras explican que se han reencontrado con seres queridos ya fallecidos. Y también las hay que incluso describen experiencias en las que salían de su propio cuerpo y observaban los esfuerzos por salvar sus vidas desde una perspectiva externa. Independientemente de cómo rememoran tales ECM, en todos los casos se establece una estructura muy similar.

Estas experiencias son un misterio para la ciencia moderna. Aunque sabemos que ocurren, no entendemos completamente por qué o qué significan. Tras profundizar en su estudio, he llegado a la conclusión de que debemos acudir a la física cuántica si queremos encontrar explicaciones a los fenómenos de las ECM.

A pesar de la incertidumbre, estas ECM tienen un impacto profundo en aquellas personas que las experimentan. De hecho, muchas informan de cambios duraderos en sus actitudes y creencias después de ellas. Y algunas incluso describen que su miedo a la muerte ha disminuido o desaparecido y que sienten un mayor aprecio por la vida.

Características de las ECM

Aunque pueda sorprender, las ECM son muy comunes. Este fenómeno está ampliamente documentado, con miles de casos descritos en la bibliografía científica mundial. Estas experiencias tienen una estructura lógica en la que se repiten los ítems, pues las diferencias son más de matiz que conceptuales.

Los pacientes que han vivido una ECM están firmemente convencidos de que es una realidad completamente distinta a los sueños. Recuerdan durante el resto de su vida y con toda clase de detalles la ECM que han experimentado y esta suele tener un impacto psicológico profundo en su concepción existencial, cambiando su dinámica vital, su rol durante el resto de su «nueva» vida.

Hay referencias de ECM a lo largo de la historia de la humanidad. Platón describe el caso del soldado armenio Er, herido gravemente en un combate. Lo consideraron muerto; sin embargo, se recuperó y describió una ECM.

No hay diferencias en cuanto a su incidencia por motivos de sexo, edad, raza, estrato sociocultural y creencias religiosas. Sin embargo, el nivel cultural y las creencias religiosas sí influyen en la descripción de la ECM, pues los pacientes refieren a menudo la falta de términos lingüísticos precisos para describir la variedad e intensidad de estas vivencias. No se presentan ECM en todos los pacientes recuperados de una muerte clínica. La incidencia en las diversas estadísticas se sitúa entre el 18 y el 25 %. Es posible, no obstante, que la incidencia real sea mayor, puesto que los pacientes que han tenido estas experiencias no siempre las comparten abiertamente por su miedo a la incomprensión del entorno, quedando así silenciadas.

Se han descrito ECM de contenido aterrador. Son poco frecuentes y su incidencia se sitúa por debajo del 5 %. Los pacientes se sienten arrastrados a las tinieblas, con visiones terroríficas y sentimientos de culpabilidad. Estos casos suponen un trauma emocional intenso y prolongado que puede requerir apoyo psicológico. También se las conoce como ECM infernales. No se ha podido determinar su causa, si bien, en ocasiones, los pacientes que las sufren han tenido vidas tormentosas.

El psiquiatra Bruce Greyson, profesor de psiquiatría en la

Universidad de Virginia, define las ECM como experiencias subjetivas profundas que tienen un componente trascendente o místico, en personas en situación próxima a la muerte, con la sensación de abandonar el cuerpo, de salida del cuerpo físico, y que trascienden el ego, el espacio y el tiempo.

Por su parte, Raymond Moody alcanzó fama mundial a principios de la década de 1970 por su investigación sobre personas «resucitadas». Doctor en filosofía, psiquiatra y profesor emérito de psicología, Moody define las ECM como experiencias conscientes que se producen en situaciones graves en que se puede perder la vida.

Los principales patrones que se repiten en las ECM, tal como los pacientes las describen, son los siguientes:

1) **Percepción de una experiencia hiperreal.** A menudo, los individuos describen la ECM como más «real» que la realidad cotidiana.
2) **Experiencia fuera del cuerpo.** Los individuos sienten que han salido de su cuerpo físico y pueden observar su propio cuerpo y los acontecimientos que ocurren a su alrededor desde una perspectiva externa.
3) **Percepciones extraordinarias.** Algunas personas informan de percepciones inusuales, como escuchar los pensamientos de otros. Hay casos clínicos en los que el paciente llega a explicar hechos que están sucediendo en ese momento en otros lugares o que van a suceder.
4) **Movimiento a través de un túnel o vacío.** Tras una ECM, quienes la han experimentado a veces describen un viaje a través de un túnel oscuro hacia una luz brillante.
5) **Entrada a otra dimensión.** Los individuos pueden sentir

Fenómenos que son enigmas

que han entrado en una dimensión diferente, a menudo descrita como un lugar de gran belleza y paz.
6) **Encuentro con otras personas.** Algunos pacientes informan de encuentros con otros seres, que pueden incluir personas queridas ya fallecidas, u otras a las que en ocasiones se refieren como «guías».

> **Caso 1**
> **Una paciente diagnosticada de muerte clínica a consecuencia de un traumatismo grave describe su propia ECM al doctor Sans Segarra**
>
> Mi primera impresión fue la salida del cuerpo, situándome en una posición elevada y con una sensación de gran sorpresa al no comprender qué me estaba sucediendo. Mi sorpresa aumentó cuando vi mi cuerpo sobre una camilla, con un grupo de sanitarios realizando maniobras de reanimación.
>
> Quise ponerme en contacto con los sanitarios, pero me fue imposible hacerlo por los medios habituales. Intenté entonces tocarlo a usted, y mi sorpresa fue enorme al comprobar que lo atravesaba. Más tarde, también pasé a través de la pared y pude observar todo lo que estaba sucediendo en las distintas dependencias del Servicio de Urgencias.
>
> Progresivamente fui experimentando una sensación de gozo y paz.
>
> Contacté con unos seres que defino como «seres de

luz», y que me ayudaron y tranquilizaron. Mi gran alegría fue cuando contacté con mi madre, ya fallecida. También escuché una música suave, muy agradable.

Después de atravesar una zona oscura, percibí una luz fuerte que me atraía intensamente. Al contactar con ella, la sensación de paz, gozo, felicidad y especialmente amor fueron de una potencia jamás conocida en la dimensión humana. No hay palabras para expresar lo que experimenté.

Como si fuera una pantalla, observé imágenes de mi vida.

En un estado de total gozo y felicidad, los seres de luz me indicaron que no había terminado mi ciclo en la dimensión humana y que debía regresar a mi cuerpo. Yo me negué, puesto que no quería perder la vivencia de tanta felicidad, pero me obligaron a hacerlo.

La entrada a mi cuerpo fue algo violenta.

Caso 2
ECM con características singulares en un paciente en tratamiento por cáncer de esófago

En aquella época, toda la cirugía era abierta, así que se programó una esofaguectomía con gastroplastia intratorácica (operación de Lewis) para tratar un carcinoma escamoso del esófago torácico medio. Durante la intervención, se produjo una hemorragia importante a nivel del cayado aórtico y, como consecuencia, el paciente sufrió una parada cardiaca. Se controló la hemorragia y se le aplicó reanimación cardiorrespiratoria directa sobre el corazón hasta que, finalmente, se consiguió recuperar su pulso.

En el posoperatorio, el paciente me hizo el siguiente comentario: «En un momento determinado, fui consciente de mi salida del cuerpo y, desde una posición elevada, pude observar cómo usted hacía el masaje cardiaco directo y aplicaba el desfibrilador. El personal de quirófano se movía rápido. Experimenté una sensación de paz y armonía. Finalmente, entré en mi cuerpo».

La descripción de las ECM por los pacientes tiene estas características:

- La comunicación con otros seres solo es posible mediante el pensamiento.
- Únicamente experimentan el momento presente. No existe pasado ni futuro.
- Pueden desplazarse sin las constricciones del espacio y el tiempo con solo pensarlo.

Hay otros muchos fenómenos trascendentes que también desafían nuestra comprensión actual. Estos incluyen la telepatía, la clarividencia, la precognición (capacidad de ver o percibir acontecimientos futuros), las vivencias místicas, la psicoquinesis (capacidad de influir en objetos, incluso desplazándolos, a través de la concentración mental), la reencarnación y las vivencias de los moribundos. Aunque son menos comunes que las ECM, estos fenómenos también plantean preguntas intrigantes, y existen casos clínicos documentados.

La hipnosis como herramienta terapéutica

Antes de hablar sobre la hipnosis, quiero puntualizar que, hasta ahora, he hablado desde mi conocimiento personal. En este caso ya no es así, pues carezco de cualquier tipo de experiencia vivida con esta herramienta. No obstante, he querido incluirla para acercarla al lector y presentar a los autores más destacados que han investigado sobre ella.

La hipnosis como medio para lograr la regresión temporal es una técnica que se utiliza en terapia para explorar los traumas y problemas emocionales y psicológicos que puedan tener su origen en experiencias pasadas. Durante la regresión, el terapeuta guía al individuo a un estado de relajación y concentración, lo que permite al paciente acceder a su subconsciente y explorar recuerdos que pueden remontarse a vidas anteriores.

Uno de los principales estudiosos en este campo es el médico y psiquiatra estadounidense Brian Weiss, quien ha desarrollado una serie de investigaciones y tesis que se centran en la reencarnación, la regresión a vidas pasadas y la supervivencia del alma después de la muerte. Weiss ha realizado la experiencia de regresión en más de cuatro mil pacientes en su consultorio en Miami (Florida, Estados Unidos).

Como resultado de su trabajo, Weiss sostiene que la existencia de vidas pasadas puede ser validada por casos que muestran, entre otras características, las siguientes: xenoglosia (hablar lenguas extranjeras que nunca se aprendieron ni se escucharon), encontrar en esta vida a los hijos que tuvieron en una vida anterior (los cuales confirman las experiencias narradas) y la mención, durante la regresión, de datos específicos o detalles (lugares, fechas, nombres) que desconocían y que luego pueden ser confirmados.

> La terapia regresiva es un tratamiento que, mediante distintas herramientas, como la hipnosis, la relajación y la visualización, ayuda al paciente a rastrear en su inconsciente el origen de sus problemas y su manera de resolverlos. Muchas veces, esa raíz se encuentra en existencias anteriores cuyos avatares coinciden con los síntomas que presentan en sus vidas actuales.

Weiss también ha escrito sobre mensajes recibidos de los «maestros», o «almas no físicas muy evolucionadas», que estos comunicaron a través de sus sujetos. Según su interpretación, estos mensajes proporcionan valiosos conocimientos e ideas que pueden ser útiles para abordar los problemas actuales del individuo.

Uno de los casos más famosos en el trabajo de Brian Weiss es el de Catherine, una paciente que llegó a su consulta buscando ayuda para paliar sus recurrentes pesadillas y ataques de ansiedad. Durante las sesiones de terapia, Weiss utilizó la hipnosis para llevar a la joven a un estado de relajación profunda. En este estado, Catherine comenzó a recordar detalles de lo que parecían ser vidas pasadas. Estos recuerdos eran tan nítidos y detallados que el propio terapeuta quedó impactado. Y lo más sorprendente fue que Catherine incluso reveló detalles sobre la vida de Weiss que ella no podía haber conocido.

Aunque las tesis de Weiss han generado polémica en la comunidad científica, sus investigaciones han tenido un impacto significativo en el campo de la psiquiatría y han abierto nuevas vías para la exploración de la conciencia humana y la comprensión de la vida y la muerte. La regresión a vidas pasadas sigue siendo una técnica controvertida, pero muchos pacientes han informado de beneficios significativos después de someterse a ella.

5

Interrogantes sin respuesta

> Lo más incomprensible del universo es que es comprensible.
>
> ALBERT EINSTEIN

Enfrentado con el método científico convencional, me encontré en un callejón sin salida, incapaz de encontrar respuestas o explicaciones a los aspectos cruciales de las ECM. Y no solo eso, sino que también me quedé perplejo ante cualquier experiencia trascendental.

Hablo de ECM, pero hay un vasto universo de experiencias trascendentales que parecen desafiar cualquier base material y que el método científico convencional simplemente no puede explicar.

Todo esto permanecía como un enigma insondable para mí, inexplicable a través del método científico. Cada uno de estos fenómenos parecía ser un hilo suelto en el tejido de nuestra comprensión del universo, desafiando las normas y convenciones de la ciencia tal como la conocemos.

Con mis fundamentos científicos como cirujano, siempre me moví en el mundo de la anatomía y la fisiología, pero el método científico no me aportaba conclusiones. Ante cualquier fenómeno orgánico o anímico, el médico intenta conocer dos aspectos fundamentales: la causa (etiopatogenia) y el mecanismo íntimo de producción (fisiopatología).

Busqué ayuda y me reuní con expertos en otras disciplinas que conocían mejor el fisiologismo y la actividad anímica cerebral, como neurólogos, psiquiatras y psicólogos. Les comenté las ECM de mis pacientes indicándoles que no tenía una explicación científica de las mismas.

Ellos enseguida me respondieron de forma unánime: «Eso son alucinaciones». Las alucinaciones, dijeron, son una serie de manifestaciones anímicas producidas como consecuencia del trastorno metabólico profundo que presentan las neuronas por la falta de irrigación cerebral.

El valor de la sangre oxigenada

Aunque el cerebro corresponde al 2 % del peso corporal, consume el 20 % de la energía total. La fuente de energía cerebral es la glucosa, con la particularidad de que el cerebro no acumula reservas de esta, como sí ocurre en los músculos, donde se almacena en forma de glucógeno. Las neuronas son muy sensibles a la falta de oxígeno (anoxia) o de glucosa en la sangre, pero también al aumento de dióxido de carbono (hipercapnia), de potasio (hiperpotasemia) o de los niveles de ácidos en el cuerpo (acidosis metabólica). Todas estas situaciones, que se producen en circunstancias como el paro cardiaco, pueden acabar provocando la muerte clínica del paciente.

> Las neuronas son muy sensibles a la falta de irrigación cerebral. Si pasan entre cinco y diez minutos sin recibir sangre, y, por tanto, oxígeno, las lesiones que se producen son irreversibles. Por eso hay que practicar las medidas de reanimación cardiorrespiratoria lo antes posible.

Las partes más sensibles del cerebro a la falta de oxígeno son el córtex cerebral, el hipocampo, el tálamo y los ganglios basales. Por su parte, el tronco cerebral, que controla las funciones involuntarias vitales, como la frecuencia cardiaca y la respiración, es más resistente a la falta de oxígeno.

La falta de irrigación provoca la destrucción de las sinapsis neuronales —el espacio que enlaza el extremo de una neurona con la siguiente o con otra célula— y de la membrana celular, auténtico cerebro de las células, así como la transmineralización —alteración en los niveles y flujos de minerales—, la formación de radicales libres —unas sustancias presentes en nuestro organismo de manera natural que, al multiplicarse, pueden causar daños irreversibles— y la destrucción de las proteínas.

Causas de las ECM según el método científico

Se han propuesto una serie de hipótesis para explicar las ECM, contempladas como alucinaciones, fundamentadas en el método científico:

- **El responsable es el tronco cerebral,** que genera las ECM con la finalidad de evitar el dolor terminal, como una estrategia de muerte fingida que utilizan los animales inferiores. Rebatir esta hipótesis es fácil ante las vivencias tan «sofisticadas» que se dan en estas experiencias, ocurridas cuando el neocórtex no es funcional.
- **Se trata de una visión psicodélica** generada por algún fármaco administrado. Tampoco es aceptable, puesto que los fármacos interactúan con receptores del neocórtex, que no está funcionando, y en muchos casos no hay antecedentes farmacológicos.
- **Son una intrusión en la fase rem del sueño,** la más profunda y en la que el tronco cerebral bloquea las neuronas motrices. No resulta convincente, porque los neurotransmisores como la serotonina —que regula el apetito, las emociones y el estado de ánimo— interactúan con receptores del neocórtex, que no está activo. Podríamos imaginar los neurotransmisores como «mensajeros» químicos que envían señales para que las neuronas generen o no un impulso eléctrico.
- **Se ha responsabilizado a la DMT (N,N-dimetiltriptamina),** un compuesto químico segregado por la glándula pineal en las situaciones de estrés cerebral. La DMT, similar a la serotonina (5-hidroxitriptamina), puede provocar alucinaciones sumamente intensas. Tampoco es aceptable, pues los alucinógenos afectan al neocórtex y este no se halla operativo durante la ECM.
- **Otra hipótesis es el «fenómeno de reinicio»,** que propone que estas vivencias ya están previamente en las regiones profundas del sistema límbico, a nivel de la amígdala late-

ral, y se activan cuando el neocórtex se desconecta, como el reinicio de un ordenador.
- **Las provoca la acción del neurotransmisor glutamato,** que tiene un efecto similar a la ketamina, un anestésico alucinatorio, pero las alucinaciones que provoca son desagradables y caóticas.
- **Son fruto de la preservación de alguna parte del neocórtex que sí funciona,** pero la mala perfusión —el escaso o nulo aporte de sangre y oxígeno— es generalizada en todo el cerebro.
- **Se han atribuido a brotes psicóticos,** especialmente esquizofrénicos, o a drogadicción. Sin embargo, no existen antecedentes.
- **Los psicólogos atribuyen las ECM a un mecanismo de defensa sofisticado** ante la situación catastrófica que supone la muerte clínica.
- **También se ha atribuido a las endorfinas y encefalinas,** unos neurotransmisores opioides que se liberan durante el estrés experimentado en momentos próximos a la muerte, provocando una sensación de tranquilidad y felicidad.
- **Se ha considerado que la anoxia cerebral provocaría una desinhibición neuronal,** de manera que se altera el equilibrio neurológico y las neuronas «enloquecen» y generan una actividad frenética similar a la que produce las convulsiones.
- **Una reducción del GABA (ácido gamma-aminobutírico),** un neurotransmisor que tiene un efecto inhibidor sobre las neuronas. Al disminuir, se produciría una gran excitabilidad neuronal.

Las ECM son diferentes

Si comparamos las alucinaciones con las manifestaciones de las ECM que muestran los enfermos diagnosticados de muerte clínica, se observa que estas últimas presentan unas claras diferencias clínicas:

1) **Las ECM tienen una estructuración lógica,** mientras que las alucinaciones son absurdas y carecen de sentido. Además, poseen unos ítems que se repiten en numerosos casos, en los que las diferencias son más de matiz que conceptuales. En cambio, las alucinaciones son totalmente distintas entre unos pacientes y otros, de modo que no tienen nada en común.
2) **Los pacientes recuerdan hasta el último detalle de su ECM,** incluso después de años. Las alucinaciones, sin embargo, son rápidamente olvidadas por las personas que las han sufrido e incluso sienten vergüenza de contarlas.
3) **Las ECM tienen un impacto psicológico muy profundo en los pacientes,** especialmente en su concepción existencial, determinando un cambio en su dinámica vital, en su postura ante la vida, un efecto «transformador» que no se produce en las alucinaciones.

Resulta evidente que existe una gran diferencia clínica entre las alucinaciones y las ECM, un aspecto sobre el que se ha llegado a un claro acuerdo en la comunidad científica.

El método científico tampoco explica que una serie de reacciones bioquímicas entre moléculas —que son partículas, es decir, materia— en las neuronas condicionen una respuesta anímica, un pensamiento o la conciencia, elementos sin una base material.

Las ECM presentan fenómenos que no tienen ninguna explicación científica, como la posibilidad de atravesar estructuras sólidas con toda facilidad. Otro fenómeno sorprendente es la capacidad de describir, con toda clase de detalles, situaciones que se están produciendo en ese mismo momento a distancia, incluso en las antípodas. Hay una transferencia de información independiente del espacio y del tiempo solo justificable —al menos con nuestro conocimiento actual— si se produce, de alguna manera, un acto presencial.

Se ha practicado una resonancia magnética funcional (RMF) cerebral a pacientes mientras comentaban con toda clase de detalles su ECM. El uso de esta herramienta avanzada, que mide los minúsculos cambios en el flujo sanguíneo del cerebro, así como los cambios en el metabolismo y la actividad neuronal, ha permitido observar estos resultados:

- **Se activa el área prefrontal,** la zona donde se localizan las funciones más elevadas del ser humano, como son la actividad intelectiva y racional y el libre albedrío. Es una prueba evidente de que las ECM tienen una estructuración lógica.
- Al describir situaciones que condicionaron una gran carga afectiva, se refleja en la **activación de los lóbulos temporales.**
- Cuando comentan imágenes que vieron y motivaron su interés, **se activa la zona occipital.** La visualización de objetos que motivan nuestro interés favorece el recuerdo de estos por la intervención de las neuronas espejo. La acti-

vación, al describirlos el paciente durante la resonancia magnética funcional, indica que se produce una interferencia con la memoria en las neuronas espejo. El paciente realmente vio el objeto en cuestión, es decir, no miente.

El método científico no nos proporciona una justificación de la etiopatogenia y fisiopatología de las ECM. Todos los intentos son hipótesis que no se han podido demostrar. Es evidente que detrás de nuestra conciencia local o neuronal existe algún fenómeno que desconocemos y que escapa al control científico.

Hemos comentado una serie de datos que justifican totalmente la autenticidad de las ECM, descartando las alucinaciones, sueños o invenciones por parte de los enfermos.

6

Abrir la mente a la física cuántica

> Si la mecánica cuántica no te ha impactado profundamente,
> entonces no la has entendido.
>
> NIELS BOHR

La muerte física, ese último suspiro que nos arranca del abrazo terrenal, marca el fin de nuestro cuerpo y, por ende, de nuestra conciencia cerebral. Sin embargo, como un eco persistente en el silencio, existe otro tipo de vida que se mantiene firme tras la muerte física. Esta vida es capaz de arrojar luz sobre los fenómenos objetivos, demostrados con exploraciones objetivas, que sugieren la existencia de una vida más allá de la muerte física. Hasta hace poco, nos encontrábamos en un laberinto sin salida y sin entender el por qué.

Entonces, como quien busca una brújula en medio de la oscuridad, me adentré en el fascinante mundo de la física cuántica. Había leído trabajos que sugerían que esta rama de la ciencia podría tener la clave para desentrañar el misterio. Así que decidí buscar a los guardianes de este conocimiento, los físicos cuánticos, y les presenté mi dilema. Les dije: «Estamos ante un enigma que no podemos resolver con nuestro método científico. ¿Podríamos abordarlo desde una perspectiva cuántica?».

Los físicos cuánticos me miraron con sorpresa y admitieron su desconocimiento sobre las ECM. Sin embargo, estaban dispuestos a ayudarme a entender los principios básicos de la física cuántica. Como dijo Isaac Newton: «Lo que sabemos es una gota, lo que ignoramos es un océano». Así que me embarqué en esta nueva aventura con la esperanza de que estos principios pudieran arrojar alguna luz sobre este fenómeno inexplicado por el método científico.

Los físicos cuánticos me advirtieron que, para comprender su campo, debía cambiar mi enfoque. Como quien cambia de lentes para ver con claridad, debía abandonar la ontología materialista del método científico para poder entender la física cuántica. Richard Feynman sentenció en una ocasión: «Si alguien les dice que entiende la física cuántica, les está mintiendo». Esta cita siempre me recuerda una anécdota histórica que me gusta compartir.

En una reunión en la que coincidieron Albert Einstein y Charles Chaplin, el científico le dijo al famoso actor, una de las mayores estrellas del cine mudo: «Usted es extraordinario». Cuando este le preguntó por qué, Einstein respondió: «Porque usted pasa una hora haciendo cosas sin decir una palabra y todo el mundo lo entiende», refiriéndose a las películas sin sonido de la época. Chaplin rio y replicó: «Es cierto. Pero usted es aún más extraordinario que yo». Cuando Einstein quiso saber la razón, el intérprete contestó: «Porque usted pasa una hora hablando de física cuántica y nadie entiende nada».

Así que, con esa advertencia en mente, me dispuse a cambiar mi chip mental para adentrarme en los principios fundamentales de la física cuántica. Como un navegante variando el rumbo de su barco, sabía que debía abandonar la ontología materialista y el método científico si quería entender algo de este nuevo territorio. El mensaje estaba claro: tenía que cambiar de paradigma.

El universo de las partículas elementales

En el mundo cuántico, si tomas las partículas subatómicas y las aceleras en un acelerador de partículas, estas chocan entre sí a velocidades vertiginosas cercanas a la de la luz. Al final, llegamos a las partículas elementales: electrones, quarks, gluones, bosones y gravitones. Pero ¿qué hay más allá del quark? El fotón. Y el fotón es luz, es energía. Así que, en última instancia, todo se reduce a la energía.

Aunque todas las partículas mencionadas son fundamentales, cada una tiene propiedades y roles diferentes en el universo:

- **Electrones.** Son partículas subatómicas con carga eléctrica negativa que orbitan alrededor del núcleo de un átomo. Los electrones son responsables de la mayoría de las propiedades químicas de los elementos, incluidas su reactividad y la formación de enlaces con otros átomos.
- **Quarks.** Estas partículas elementales componen los protones y neutrones dentro del núcleo de un átomo. Los quarks tienen seis «sabores» (*up, down, charm, strange, top, bottom*) y tienen una propiedad única llamada «carga de color», que es fundamental para la fuerza nuclear fuerte.
- **Gluones.** Median la fuerza nuclear fuerte, que mantiene unidos a los quarks dentro de los protones y neutrones, y

también llevan una «carga de color». A diferencia de las restantes partículas mediadoras de la fuerza, pueden interactuar entre sí.
- **Bosones.** Son las partículas mediadoras de las fuerzas fundamentales del universo. Los bosones incluyen a los fotones (que median la fuerza electromagnética), los gluones (que median la fuerza nuclear fuerte) y los bosones W y Z (que median la fuerza nuclear débil). A diferencia de los fermiones, como los electrones y los quarks, varios bosones pueden ocupar el mismo estado cuántico. Estas partículas, que condicionaron la formación de masa en el universo, fueron descritas en 2010 por el físico británico Peter W. Higgs (1929-2024) en el laboratorio del Consejo Europeo para la Investigación Nuclear (CERN, por sus siglas en francés), y le valieron el Premio Nobel de Física en 2012 por su descubrimiento. Por su origen, a los bosones se los ha llamado «las partículas de Dios».
- **Gravitones.** Son partículas hipotéticas que se cree que median la fuerza de gravedad. Aunque aún no se han detectado, se predice que los gravitones serían bosones con espín. La detección de gravitones confirma que la gravedad puede ser descrita por la teoría cuántica.

Es importante destacar que estas partículas operan en el nivel más fundamental del universo y son responsables de las propiedades y comportamientos de toda la materia.

Las leyes fundamentales de la física cuántica son:

- El elemento estructural del universo no es la materia, es la energía. Todo es energía.

- La energía no se crea ni se destruye, únicamente se transforma.
- La energía se propaga en ondas electromagnéticas de frecuencia e intensidad variables.

Principios cuánticos básicos

El físico teórico francés Louis-Victor-Pierre-Raymond de Broglie, séptimo duque de Broglie (1892-1987), hizo una observación sorprendente al estudiar las partículas subatómicas: descubrió que podían estar en varios lugares al mismo tiempo y que podían manifestarse como onda (energía) o bien como partícula (materia). Llegó así a la conclusión de que ambas eran los dos extremos de un mismo elemento: la energía.

En su tesis doctoral, publicada en 1924, Louis de Broglie postuló la naturaleza ondulatoria de los electrones y sugirió que toda la materia tiene propiedades ondulatorias. Este concepto, llamado «la hipótesis de De Broglie», es un ejemplo de dualidad onda-partícula y forma uno de los pilares centrales de la teoría de la mecánica cuántica. Es la superposición de estados.

Estas ideas fueron tan revolucionarias que incluso algunos físicos las rechazaron en un primer momento. Sin embargo, Albert Einstein apoyó de manera entusiasta las conclusiones del físico francés. De Broglie fue el primer científico de alto nivel que pidió la creación de un laboratorio multinacional, una propuesta que llevó a la creación del CERN.

La hipótesis de De Broglie fue finalmente confirmada por el experimento de difracción de electrones realizado por los físicos estadounidenses Clinton J. Davisson y Lester H. Germer en

1927. Este experimento demostró que los electrones pueden comportarse como ondas, confirmando así la dualidad onda-partícula que había formulado De Broglie.

Por su contribución a la física cuántica, Louis de Broglie fue galardonado con el Premio Nobel de Física en 1929. La aportación de De Broglie a la física cuántica no se limita a su hipótesis. Su trabajo fue ampliado en una mecánica de ondas completa por el físico y matemático Erwin Schrödinger (1887-1961), quien contribuyó a la creación de la mecánica cuántica y definió la ecuación de onda de probabilidad.

El físico danés Niels Bohr, premio Nobel de Física en 1922, profundizó en lo que había apuntado De Broglie. Basándose en el famoso experimento de doble rendija de Thomas Young (1773-1829), Bohr observó algo fascinante. Pasando un flujo de electrones a través de la doble rendija, estos se manifestaban en la pantalla como ondas con interferencias. Cuando una conciencia inteligente observaba el flujo de electrones que pasaban por las rendijas, estos se transformaban en partículas. Llegó a la conclusión de que una conciencia inteligente tiene la capacidad de transformar la onda de energía en partícula de materia. A este fenómeno se le llama «colapso de la energía».

Por su parte, el físico Eugene Wigner (1902-1995) y el matemático John von Neumann (1903-1957) afirmaron que, en mecánica cuántica, hay que considerar siempre la presencia de la conciencia inteligente.

Esto nos lleva a una idea revolucionaria: el ser humano tiene la capacidad de colapsar la energía. Ya no somos meros espectadores del universo, sino que somos cocreadores de nuestra realidad. Como dijo Max Planck, padre de la teoría cuántica: «Cuando cambias la forma en que ves las cosas, las cosas que ves cambian». Y eso es precisamente lo que estamos haciendo al estudiar las ECM.

> Los seres vivos no nos limitamos a observar sin más el universo que nos rodea, también contribuimos a crear nuestra realidad. El determinismo del método científico no es cierto. Todo lo material que observamos es una ilusión, es energía colapsada en materia. Las filosofías orientales, como el hinduismo y el budismo, llegaron a la misma conclusión siglos antes de Cristo con la meditación y la espiritualidad. Todo es una ilusión que estos sistemas de creencias definieron con el término «maya».

Durante una famosa reunión en 1927, se planteó la discusión sobre si la mecánica cuántica se fundamentaba en la causalidad o en la probabilidad. Einstein defendió la primera con su famosa frase «Dios no juega a los dados». Sin embargo, Bohr, Schrödinger y Heisenberg apostaron por la dinámica de la probabilidad... y ganaron.

Werner Heisenberg (1901-1976), discípulo de Bohr, obtuvo el Premio Nobel de Física en 1932. Con Schrödinger y Paul Dirac, describió el principio de incertidumbre. Heisenberg postuló que ciertas propiedades atómicas, como la posición y la velocidad del electrón, nunca podrían conocerse con exactitud, porque es imposible medirlas simultáneamente.

Einstein, Bohr y Bell —todos ellos premiados con el Nobel—,

junto a Nathan Rosen y Boris Podolski, describieron el principio de entrelazamiento cuántico, que consiste en la transmisión de información independiente del espacio y del tiempo. Para ello, realizaron un interesante experimento. Dividieron un grupo de fotones o electrones relacionados en dos grupos. Un grupo se mantuvo en el laboratorio, mientras que colocaron el otro a una distancia aleatoria. Se cambió una propiedad cuántica en los electrones del laboratorio (por ejemplo, el espín o eje de rotación de las partículas). Así, comprobaron que en el mismo momento aparecía el cambio en los electrones situados a distancia, es decir, se producía una transferencia de información independiente del espacio y tiempo. Hubo autores que se opusieron a este principio, puesto que iba en contra del principio de relatividad de Albert Einstein, al superar la velocidad máxima de 300 000 km/s. El principio es cierto en una situación bidimensional, pues la relatividad se cumple en el espacio tridimensional.

Hay parámetros del método científico que cambian en mecánica cuántica. El tiempo es lineal en el método científico, con pasado, presente y futuro. En mecánica cuántica, como demostraron Einstein y Stephen Hawking, es circular. Únicamente existe el presente, el momento actual, el ahora. La eternidad en mecánica cuántica es la ausencia de pasado y futuro.

El ser humano según los principios cuánticos

Los físicos teóricos a los que recurrí comentaron que el entrelazamiento cuántico justificaba la transferencia de información que referían los pacientes en las ECM, y les permitía conocer en el mismo momento lo que ocurría a cualquier distancia. Al preguntarles a los pacientes cómo creían que era posible este fenómeno, respondían que únicamente pensando que querían estar en un lugar determinado ya se encontraban en él.

El entrelazamiento cuántico supone la existencia de una energía sutil de alta frecuencia no local, es decir, que tiene continuidad fuera del cerebro. Toda energía es información. Recordemos que el cuerpo del paciente está clínicamente muerto, sin conciencia local o neuronal, mientras le estamos aplicando las maniobras de reanimación cardiorrespiratorias. A esta conciencia no local, que tiene continuidad fuera del cerebro y persiste a pesar de la muerte clínica, la denominamos «Supraconciencia».

Si aplicamos con una visión antropológica los principios cuánticos básicos al ser humano, igual que se hizo anteriormente con los principios del método científico, la colaboración de los físicos teóricos lleva a tres grandes conclusiones:

1) **Cuerpo.** Es energía de baja frecuencia tridimensional. Todo objeto material está formado por átomos y, en realidad, está vacío. Si imaginamos un átomo de nuestro cuerpo cuyo núcleo tuviera el tamaño de una pelota de golf y lo situáramos en el centro de un campo de fútbol, los electrones estarían girando en la última fila de la grada y aún más lejos. Existen enormes espacios entre las partículas subatómicas que permiten, con toda facilidad, el paso de ondas electromagnéticas sutiles entre ellas. Esto se denomina «efecto túnel». Un físico teórico comentó que el efecto túnel justificaba el comentario de los pacientes sobre la facilidad que tenían durante la ECM para atravesar estructuras sólidas. Ya he contado unas páginas

atrás que una paciente me comentó que, al intentar tocarme, pasó fácilmente a través de mi cuerpo. El efecto túnel es otra prueba más con base científica que justifica las vivencias de los pacientes durante la ECM.

2) **Mente con todos sus actos anímicos.** La justificación cuántica es muy evidente. Emociones, sentimientos, pensamientos, recuerdos, memoria y conciencia local son energía de alta frecuencia electromagnética. Por la superposición de estados, la energía puede presentarse como materia o como onda.

3) **Supraconciencia.** Hemos de aceptar, ante la evidencia, la existencia de la Supraconciencia, una energía sutil de alta frecuencia que persiste a pesar de la muerte clínica y tiene continuidad fuera del cerebro. Esta energía sutil, una conciencia no local, justifica las vivencias que nos cuentan los pacientes tras la ECM.

7

Se muere como se vive

> *Una vida que no se examina no vale la pena vivirla.*
>
> **SÓCRATES**

Nuestro cuerpo físico es una manifestación de energía de baja frecuencia. Tras la muerte física, este cuerpo deja de hallarse en la forma que conocemos, pero esto no significa el fin de nuestra existencia real.

Nuestra realidad existencial, que es la conciencia no local, perdura más allá de la muerte física. Esta conciencia no local, nuestra verdadera esencia, no está limitada por las restricciones del tiempo y el espacio que conocemos en nuestra realidad física, sino que esta forma de existencia trasciende las limitaciones de nuestro cuerpo físico.

Después de la muerte corporal, nuestra conciencia no local continúa su viaje más allá del plano físico. Aunque nuestro cuerpo físico haya dejado de funcionar, la energía que lo compone no desaparece. Según el principio de conservación de la energía, esta se transforma y sigue existiendo en otras formas.

Por tanto, insisto: aunque la muerte signifique el fin de nuestro cuerpo físico tal y como lo conocemos, no es el fin de nuestra existencia.

La estructura de la materia

Nuestro cuerpo físico está compuesto de materia. Demócrito, un filósofo griego que vivió entre los años 470 y 360 a. de C., propuso que toda la materia estaba compuesta de átomos, unas partículas pequeñas e indivisibles. Durante muchos siglos, este principio de Demócrito fue ampliamente aceptado. Se consideraba el átomo como una entidad inamovible, es decir, se creía que no podía existir una partícula más pequeña.

Sin embargo, con los avances en la mecánica cuántica y la física cuántica, ahora sabemos que esta visión es incompleta. Aunque el átomo sigue siendo una parte fundamental de la estructura de la materia, hemos descubierto que está compuesto por partículas aún más pequeñas, conocidas como partículas subatómicas.

Estas partículas subatómicas incluyen protones, neutrones y electrones. Además, los protones y los neutrones están compuestos, como hemos visto, por partículas aún más pequeñas, llamadas quarks. Así, la visión de Demócrito del átomo como una entidad indivisible ha sido reemplazada por un modelo más complejo y matizado de la estructura de la materia.

Todo el universo tiende hacia la entropía

Nuestro cuerpo físico sigue las leyes de la termodinámica tras la muerte. En particular, se rige por la segunda ley de la termodinámica, que establece que todo en el universo tiende hacia la entropía.

La entropía es un concepto que se refiere a la tendencia natural al desorden o el caos. En ausencia de leyes o fuerzas que mantengan el orden, todo sistema tiende a moverse hacia un estado de mayor desorden. Esto es lo que sucede con nuestro cuerpo tras la muerte: sin las funciones vitales que mantienen el orden físico, se descompone y vuelve a formar parte del ciclo natural de la vida. En otras palabras, como nuestro cuerpo es polvo de estrellas prestado, al descomponerse vuelve al universo.

Sin embargo, mientras que nuestro cuerpo físico está sujeto a estas leyes termodinámicas, nuestra conciencia no local no lo está. La Supraconciencia, como hemos avanzado, es una forma de existencia que trasciende las limitaciones físicas de nuestro cuerpo. Aunque nuestro cuerpo físico pueda descomponerse y volver al caos, nuestra conciencia no local perdura.

En este sentido, la física cuántica ofrece una nueva perspectiva sobre la naturaleza de la conciencia y su relación con la muerte física.

Cómo se mantiene el orden en nuestra vida

Durante nuestra existencia física, hay leyes que rigen el orden en nuestro organismo y la perfecta biología de nuestro cuerpo. ¿Quién mantiene estas leyes que permiten que nuestro organismo evolucione de manera ordenada durante toda nuestra vida? La respuesta es nuestra auténtica esencia, la presencia de la energía primordial en cada uno de nosotros, nuestra energía vital: la conciencia no local.

La conciencia no local actúa sobre la conciencia local, influyendo en la forma en que percibimos y experimentamos el mundo. Aunque estamos arraigados en nuestros cuerpos físicos, nuestra conciencia no local nos permite trascender estas limitaciones físicas y conectarnos con un campo de conciencia más amplio.

Esta interacción entre la conciencia no local y la local puede ser vista como una danza dinámica. La primera, con su perspectiva más amplia y su conexión con el todo, guía a la segunda, ayudándola a navegar por el mundo físico. Al mismo tiempo, nuestras experiencias locales informan a nuestra conciencia no local, permitiéndonos crecer y evolucionar como seres conscientes.

Los microtúbulos y la transferencia de información

Penrose y Hameroff, mientras investigaban acerca de los efectos de la anestesia, por separado y sin conocimiento del trabajo del otro, llegaron a la misma conclusión en un fenómeno conocido como sincronía. Ambos descubrieron que la relación entre la conciencia no local y la local se produce en unas estructuras llamadas microtúbulos.

En la década de 1990, treinta años antes de que Penrose ganara el Premio Nobel de Física por su predicción de los agujeros negros, estos dos investigadores se asociaron para proponer una ambiciosa teoría sobre la conciencia. Según su planteamiento, el sistema neuronal del cerebro forma una intrincada red y la conciencia que produce debería obedecer a las reglas de la mecánica cuántica.

Esta teoría sugiere que la conciencia se deriva de las vibraciones cuánticas en los microtúbulos, unas estructuras proteicas que forman parte del citoesqueleto de las células neuronales. Estas estructuras juegan un papel crucial en diversas funciones celulares, como la división celular y el transporte intracelular. En el contexto de la conciencia, se ha propuesto que los microtúbulos podrían actuar como canales para la transferencia de información entre la conciencia no local y la local.

Imagina que una célula es una ciudad bulliciosa. Los microtúbulos serían el sistema de metro de esta gran urbe. Al igual que los trenes del metro transportan personas de un lugar a otro, los microtúbulos transportan moléculas y vesículas —microcomponentes que almacenan o digieren productos y residuos celulares— a diferentes partes de la célula.

Y al igual que un sistema de metro bien diseñado contribuye a mantener una ciudad organizada y sin problemas, los microtúbulos ayudan a conservar la estructura de la célula y facilitan su funcionamiento eficiente. Además, al igual que los túneles del metro permiten viajar por debajo del bullicio de la superficie, los microtúbulos podrían permitir a nuestra conciencia viajar más allá de las limitaciones físicas de nuestro cuerpo.

La transformación del cuerpo

Sin las funciones vitales que mantienen el orden, nuestro cuerpo físico comienza a descomponerse después de la muerte, un proceso que hemos observado en el estudio de la anatomía humana.

Este proceso de descomposición, sin embargo, no significa que se pierda algo. Aunque nuestro cuerpo físico se transforma y se descompone, no se pierde ni un átomo ni la más mínima cantidad de energía. En lugar de eso, se transforma en otras formas de energía y materia.

Podemos pensar en este proceso como una metamorfosis, similar a la manera en que una oruga se transforma en mariposa. Aunque la forma física cambia drásticamente, la esencia subyacente (en este caso, los átomos y la energía) permanece y simplemente se transforma en algo nuevo.

En definitiva, aunque la muerte física signifique el fin de nuestro cuerpo tal como lo conocemos, no es el fin de nuestra existencia. Nuestros átomos y nuestra energía continúan existiendo en nuevas formas, perpetuando el ciclo infinito de la vida y la muerte.

Sin miedo a la muerte

Nuestra auténtica esencia, nuestra conciencia no local, se libera en el momento de la muerte y se traslada a otra dimensión, a otro nivel, a otra situación energética.

Esta transición puede ser vista como un viaje hacia una nueva fase de existencia, más allá de las limitaciones físicas de nuestro cuerpo. Aunque este pueda descomponerse y volver al caos, nuestra conciencia no local perdura.

Por tanto, podemos concluir que no hay que temer a la muerte. La muerte no es el fin, sino una transformación, un paso hacia una nueva forma de existencia. En lugar de temerla, podemos verla como una parte natural e inevitable de nuestra existencia, un paso más en nuestro viaje como seres conscientes.

Podemos abrazar la muerte como una parte integral de la vida, un paso necesario en nuestro viaje eterno como seres conscientes. No es un final, sino una transformación y un nuevo comienzo.

Y entonces, ¿por qué la tememos?

Es comprensible que muchas personas teman a la muerte por varias razones. Una de ellas es que el paso de la vida a la muerte y todo lo que precede a este momento puede ser traumático, doloroso y desagradable. Este proceso puede venir acompañado de una gran soledad y angustia.

Uno de los factores que más contribuyen al miedo a la muerte es algo que entenderás y con lo que te sentirás identificado: nuestro instinto de conservación, de supervivencia, de querer seguir vivos. Este instinto es extremadamente poderoso y nos impulsa a aferrarnos a la vida. De hecho, no es más que una herramienta biológica para favorecer la propia supervivencia física del organismo ante los peligros y los riesgos.

La muerte supone un paso a lo desconocido que provoca miedo, inseguridad y angustia. Finalmente, la muerte supone dejar todo lo conseguido durante la vida —familia, amigos, bienes materiales, etcétera— y por lo que tanto hemos luchado. Aquí me gustaría decir que, a menudo, malgastamos nuestro tiempo finito en acumular cosas que no podremos llevarnos cuando muramos, en lugar de disfrutar de la vida. Venimos sin nada y nos vamos sin nada.

Es importante recordar, sin embargo, que aunque este paso pueda ser difícil, no es el final de nuestra existencia. Como he dicho anteriormente, nuestra conciencia no local, nuestra verdadera esencia, continúa más allá de la muerte física.

¿Cómo vivimos cuando entendemos la realidad existencial?

Si comprendiéramos plenamente la realidad existencial, es probable que actuásemos de manera diferente. Sin embargo, vivimos en una sociedad donde a menudo se promueven la ignorancia, la pobreza, la enfermedad y el miedo.

Estos factores pueden ser perpetrados por entidades poderosas y muy diversas, entre las que se incluyen la civilización en general, la política y los medios de comunicación. A menudo, a estas entidades les interesa mantener a la población en un estado de ignorancia y miedo, ya que esto puede facilitar el control y la manipulación de los sometidos.

Sin embargo, es importante recordar que cada uno de nosotros tiene el poder de buscar la verdad y de cuestionar las narrativas que se nos presentan. Al comprender nuestra verdadera naturaleza como seres conscientes y reconocer nuestra capacidad para trascender las limitaciones físicas de nuestro cuerpo, podemos empezar a liberarnos del miedo y a vivir de una manera más auténtica y empoderada.

Sabemos que, tras la muerte, nuestro cuerpo físico —que no es más que un traje o una envoltura— se descompone. Los átomos que lo componen regresan al universo y pueden formar parte de otras materias. Aunque estos átomos nos fueron prestados por un tiempo, eventualmente deben ser devueltos.

Se muere como se vive

Como dice el refrán, se muere como se vive. Así que, en lugar de temer a la muerte, podemos enfocarnos en vivir nuestras vidas de la manera más plena y auténtica posible.

Vivir en armonía

Aquellos que viven con conocimiento de su realidad existencial tienden a morir en paz, en armonía y con gozo. No se asustan ante la muerte, ya que comprenden que la realidad es un ciclo de nacimiento, amor y muerte. Estos son los tres principios básicos de nuestra vida.

Al comprender y aceptar estos principios, podemos disfrutar nuestras vidas de una manera más plena y significativa. No hay necesidad de temer a la muerte, ya que es simplemente una parte del ciclo natural de la vida. En lugar de temerla, podemos abrazarla como una transición hacia una nueva fase de nuestra existencia.

Así que, en lugar de vivir con miedo a la muerte, podemos elegir vivir en armonía con nuestra realidad existencial. Podemos celebrar la vida, amar profundamente y enfrentar la muerte con serenidad y aceptación. Esta es la clave para experimentar una vida plena y significativa.

›
8

Propiedades de la Supraconciencia

Quien mira hacia fuera sueña; quien mira hacia dentro despierta.

CARL JUNG

El tiempo no es en absoluto lo que parece. No fluye solamente en una dirección, y el futuro existe simultáneamente con el pasado.

ALBERT EINSTEIN

La Supraconciencia, como energía sutil de alta frecuencia no local, presenta las siguientes propiedades:

- **Eternidad.** De acuerdo con los principios de la mecánica cuántica, solo existe el momento presente, el ahora. Por tanto, en términos cuánticos, la eternidad es la ausencia de pasado y futuro.
- **Es holística respecto a la conciencia cuántica universal.** El término filosófico «holístico» considera un determinado campo o reflexión como un todo, de manera que las propiedades del todo no son aquellas de las partes, sino que las partes tienen las propiedades del todo. Las partes son similares, pero pueden presentar diferente escala. Se relaciona con el concepto matemático del fractal, definido por algoritmos y estudiado por el matemático Benoît Mandelbrot (1924-2020), profesor en la Universidad de Yale. Un fractal es un objeto geométrico en el que la mis-

ma parte o fracción se repite, con diferentes escalas y orientación, una y otra vez.
- El láser produce una luz pura e intensa y proporciona el holograma de un objeto tridimensional, una imagen sin profundidad real. La conciencia cuántica universal es un holograma formado por las Supraconciencias, de manera que cada una tiene las propiedades del todo. Las propiedades de la conciencia cuántica universal son la omnipresencia, la eternidad, la omnisciencia (recordemos la intuición que siempre expresa la verdad) y la omnipotencia.
- El científico e inventor Itzhak Bentov (1923-1979) lo resumió con estas palabras: «Henos aquí, todos formamos parte de este grandioso holograma llamado Creación, que es el yo interior, la Supraconciencia de todos los demás. Es todo un juego cósmico. ¡Y no hay nada más que tú!».
- **Forma parte del todo, está unida amorosamente a todo el universo.** Somos universo, somos naturaleza. Desaparece totalmente el concepto de dualismo o separación entre observador y objeto que caracteriza al método científico.
- El holograma de la Supraconciencia conectada universalmente nos permite que, en el preciso instante en que creamos nuestros buenos deseos y oraciones, estos ya sean recibidos en su destino.
- A través del holograma de la Supraconciencia, un cambio en nuestra vida se refleja en todas y cada una de las partes que forman nuestro mundo. Esto explica la sincronicidad existente a pesar de la separación física.
- La Supraconciencia es nuestra auténtica identidad, la que nos hace únicos e irrepetibles. Tiene la capacidad de colapsar la energía en materia y es holística respecto a la

energía cuántica universal. En otras palabras, la Supraconciencia es la presencia de la energía primera en cada uno de nosotros.

> Son muchos los testimonios que glosan nuestra relación con la energía cuántica universal. El escritor francés Victor Hugo (1802-1885) consideraba que se trata de la presencia de Dios en cada uno de nosotros. Paramahansa Yogananda (1893-1952), un gurú hindú muy evolucionado, la describió en su obra *Autobiografía de un yogui* como la manifestación finita del Infinito en cada ser. Y cuántas veces Jesucristo repitió que los seres humanos, hijos de Dios, estamos hechos a imagen y semejanza de Abba, el Padre.

La Supraconciencia no puede manifestarse tridimensionalmente, al ser una energía de alta frecuencia, pero se expresa de diferentes maneras que avalan su existencia:

- **La introspección y la meditación profunda.** Nos permiten percibir que nuestra individualidad no es ni el cuerpo ni la mente. Detrás está nuestra auténtica identidad, la Supraconciencia, que nos hace únicos e irrepetibles.
- **La intuición.** Es la expresión de la omnisciencia de nuestra Supraconciencia. Ante un problema, buscamos las posibles soluciones racionalmente, a través de la actividad de la zona prefrontal de los lóbulos frontales del cerebro,

sin llegar a una clara conclusión sobre la decisión que debemos tomar. Sin embargo, nuestra intuición, de manera espontánea y sin razonar, nos proporciona la solución correcta. Nunca nos engaña. Cuanto más espiritualizada está la persona, más intuitiva es.

La intuición es una forma de conocimiento que va más allá de la lógica y la racionalidad. Es una percepción inmediata o el conocimiento de algo sin la intervención del razonamiento. A menudo se describe como un «sentimiento en el estómago» o un «sexto sentido» que nos hace llegar información o las respuestas que esperamos. La intuición puede surgir en forma de una corazonada, un presentimiento o una sensación visceral.

En el contexto de la Supraconciencia, la intuición puede ser vista como una manifestación de esta energía sutil y de alta frecuencia. Según el filósofo y escritor francés Henri Bergson (1859-1941), conocido por sus contribuciones a la filosofía de la mente, la intuición es una tendencia que se desarrolla a partir de la Supraconciencia. A través de la intuición, uno puede percibir las oposiciones metafísicas como el espacio y la duración, la materia y la vida, la necesidad y la libertad, y la inteligencia y la intuición, como inversiones de la Supraconciencia.

- **La creatividad.** La obra de arte es la expresión en un momento dado de la conciencia no local a través de un lenguaje artístico como la pintura, la música, la escultura o cualquier otro.

  La creatividad es una manifestación de la Supraconciencia que nos permite crear algo nuevo a partir de «nada». Esta capacidad de crear no se limita a la produc-

Propiedades de la Supraconciencia

ción de objetos físicos, sino que también incluye la generación de ideas, soluciones a problemas, métodos, interpretaciones y formas artísticas. La creatividad es la forma más libre de autoexpresión y puede reflejar y nutrir la salud emocional de un individuo.

Esta es la razón por la cual la obra de arte es irrepetible. Cuando le preguntaban al pintor posimpresionista Paul Gauguin (1848-1903) cómo concebía sus obras pictóricas, él respondía: «Cierro los ojos y veo la imagen en mi mente».

Las máquinas nunca crearán. En realidad, gestionan datos a una velocidad que nunca podrá alcanzar una persona, gracias a unos algoritmos y *softwares* instalados en ellas por la mente humana.

- **Las vivencias trascendentes.** Todas ellas, incluidas las ECM, tienen su origen en la conciencia no local, en la Supraconciencia: telepatía, clarividencia, precognición, vivencias místicas, psicoquinesia, reencarnación, vivencias de los moribundos, etcétera.

- **Los arquetipos.** Citados por Platón y especialmente por el psiquiatra y psicólogo Carl Gustav Jung (1875-1961), son unos principios universales que rigen el pensamiento de toda la humanidad y que indican si nuestros actos son éticos. Son expresión de nuestra Supraconciencia y condicionan una dinámica vital positiva en la que imperan el altruismo, la empatía, la bondad, la justicia y especialmente el amor (que, como expresaba Einstein, es la energía más potente del universo). Immanuel Kant, filósofo alemán del siglo XVIII y uno de los pensadores más influyentes de su época, consideraba que existen dos realidades importantes: una externa, al mirar la grandeza y perfección del universo, haciendo referencia a la energía cuántica primera, y una segunda, interna, que nos indica si nuestras acciones son éticas y morales o no, manifestándose en una sensación interior de paz y armonía o de inconformidad. Son la expresión de nuestra conciencia no local, holística con la conciencia cuántica primera.

- **La felicidad.** Nunca alcanzaremos la felicidad si no actuamos de acuerdo con nuestra Supraconciencia. Nuestra identidad fundamentada en el materialismo tiene un origen externo y es insegura, cambiante y temerosa. Es nuestro ego, que defino como el «no yo». Depende en gran medida de la opinión de los demás. Sus objetivos son materiales: reconocimiento, éxito, fama, riqueza, poder y dominio. Para conseguir estos objetivos, con frecuencia el ego adopta dinámicas vitales negativas en las que impera la competitividad excesiva, el recelo, los celos, el odio, la agresividad y la violencia, que el político y pensador Mahatma Gandhi (1869-1948) definía como el límite de la incompetencia. La pérdida de valores, la agresividad y la violencia de nuestra sociedad occidental son consecuencia de la gran egomanía imperante.

El ego actúa en el pasado, que condiciona sentimientos de culpabilidad, y en el futuro, con angustia por la incertidumbre. Es enemigo del presente, nuestra auténtica realidad existencial. Se mueve entre opuestos, existiendo siempre una lucha en la frontera: vida-muerte, salud-enfermedad, felicidad-sufrimiento, luz-oscuridad y un largo etcétera. El ego lucha para eliminar al opuesto que no le interesa, pero nunca es posible, pues uno genera al otro, como muy bien se expresa en el *Tao Te Ching* del filósofo chino Lao-Tse (siglo VI a. de C.). Si trazamos una línea curva, en un lado es cóncava y en el otro es convexa, no puede existir uno sin el otro. Los opuestos son una ilusión del ego.

El placer, provocado por el ego, es una respuesta emocional intensa ante un estímulo externo. A la larga, este condiciona un hábito, que requiere cada vez mayores estímulos. Con frecuencia, al placer le sigue el sufrimiento. Esta consecuencia se debe a la acción de la dopamina, un neurotransmisor estimulante de la actividad neuronal.

El ego separa, aísla, provocando un claro dualismo entre el observador y el objeto. La soledad angustia y aboca con facilidad a la depresión. Los antidepresivos están entre los fármacos más prescritos en la actualidad.

La auténtica felicidad se origina en la Supraconciencia, en nuestro interior, y provoca paz, armonía, gozo, quietud y silencio. Es una respuesta a un neurotransmisor, la serotonina, que inhibe y frena la actividad neuronal.

- **El libre albedrío.** La auténtica libertad es una propiedad de la Supraconciencia. Nunca seremos auténticamente libres bajo el control del ego. Nuestra dinámica vital viene condicionada por nuestro carácter, que podríamos definir como la manera de ser, pensar y actuar. El carácter condiciona el pensamiento y este, los sentimientos.

Aristóteles, cuyas palabras siguen totalmente vigentes en la actualidad, expresó de manera magistral cómo se estructura el carácter:

El pensamiento condiciona la acción.
La acción determina el comportamiento.
El comportamiento repetido crea hábitos.
Los hábitos estructuran el carácter.
El carácter marca el destino.

Definimos el hábito como la respuesta automática de nuestra mente después de un periodo de aprendizaje. Este mecanismo tiene la gran ventaja de ahorrarnos una gran cantidad de energía mental en nuestra vida diaria. A partir de los treinta y cinco o cuarenta años de edad, por ejemplo, más del 90 % de nuestros actos son hábitos.

¿Cuándo se adquieren los hábitos que estructuran el carácter? Este proceso empieza ya en el claustro materno y se prolonga durante los primeros siete a nueve años de vida. A pesar de que esta etapa de la vida es tremendamente importante, los padres suelen tener un escaso conocimiento de ella. Los hábitos se adquieren sobre todo en el entorno familiar y, después, en el social.

Nuestras decisiones y reflexiones dependen totalmente de nuestro carácter y, por tanto, del libre albedrío. Para ser libres, debe ser nuestra auténtica identidad —la Supraconciencia— la que tome las decisiones.

No es fácil ser realmente libre, ser auténtico, como expresaba Tales de Mileto (624-548 a. de C.), uno de los sabios presocráticos:

Lo más difícil del ser humano es conocerse a sí mismo, y lo más fácil es hablar mal de los demás.

¿Podemos cambiar nuestros hábitos y, por tanto, estructurar de manera adecuada nuestro carácter si no es auténtico? La respuesta es, sin lugar a dudas, que sí.

El científico Santiago Ramón y Cajal, premio Nobel de Medicina en 1906, introdujo el concepto de plasticidad del cerebro, que resumió en esta frase: «El hombre es el escultor de su cerebro». Este concepto de plasticidad no se entendió ni se aceptó en su época. Décadas después, con el progreso de las neurociencias, se introdujeron los conceptos de neuroplasticidad y neurogénesis que otorgaban la razón a Ramón y Cajal. Así, Eric Kandel recibió el Premio Nobel de Medicina en 2000 por sus aportaciones sobre la neuroplasticidad.

La neuroplasticidad es la capacidad del sistema nervioso central de formar nuevas conexiones neuronales, potenciada por la neurogénesis —el proceso que genera nuevas neuronas a partir de las células madres de la glía—, si estimulamos adecuadamente el sistema nervioso. Este efecto es tan importante que los neurofisiólogos afirman que podemos mantener el cerebro joven durante toda la vida. La neuroplasticidad y la neurogénesis se activan con tres herramientas básicas:

1) **Vida sana.** Incluye una alimentación equilibrada, tanto cualitativa como cuantitativamente, y la práctica de ejercicio físico.

2) **Actividad intelectiva.** Tiene diferentes formas y niveles, como leer, estudiar, tocar un instrumento, viajar, juegos de memoria, etcétera.
3) **Relación social.** La interacción con los demás y con el entorno ocasiona un intercambio energético que condiciona y favorece la actividad cerebral.

En 2005 un grupo de científicos solicitó al actual Dalái Lama, cabeza espiritual del budismo tibetano, la posibilidad de valorar bajo control electroencefalográfico a monjes tibetanos evolucionados espiritualmente. Para ello, estos monjes alcanzaban estados de meditación profunda con posibilidad de desdoblamiento, en este caso, voluntario. El Dalái Lama accedió, ya que es un defensor de los conceptos cuánticos. Los lamas evolucionados espiritualmente presentaron un electroencefalograma normal en condiciones basales: ondas delta (0,1-4 Hz) en el sueño profundo, ondas zeta (4-8 Hz) en la etapa crepuscular al despertar, ondas alfa (8-12 Hz) en actividades imaginativas y ondas beta (12-30 Hz) en la fase de vigilia. Todos estos tipos de ondas, que se clasifican en función de su amplitud, son de baja, media y alta frecuencia. Cuando los lamas entraron en meditación profunda, en el campo de la conciencia no local presentaron unas ondas gamma (30-100 Hz) de altísima frecuencia.

Las ECM establecen un paradigma diferente que cuestiona el materialismo y escepticismo del método científico con un nuevo planteamiento de la continuidad de la vida después de la muerte en otra dimensión.

9

Biología cuántica

> La vida parece ser materia ordenada que evita la rápida decadencia hacia el equilibrio termodinámico de la muerte.
>
> ERWIN SCHRÖDINGER

La realidad existencial del ser humano es su conciencia no local, que da vida al cuerpo y a la mente. Así, nos preguntamos sobre la relación del cerebro y la mente con la conciencia no local. El cerebro actúa como un interfaz entre ellas, como una conexión entre dos sistemas independientes. Se ha comparado a un aparato de televisión que recibe información en forma de ondas electromagnéticas desde un estudio y las transforma en imágenes y sonido.

La biología cuántica estudia los procesos que tienen lugar en los seres vivos y que se fundamentan en efectos característicos de la mecánica cuántica. En esta rama científica hay una unión entre la física, la química y la biología. Los principios básicos cuánticos que justifican la biología cuántica son:

- La coherencia cuántica
- El entrelazamiento cuántico
- La superposición de estados
- El fenómeno del túnel

Einstein ya apuntaba la posibilidad de que se dieran procesos cuánticos en el campo de la biología. Bohr sugirió, en la década de 1930, que los principios de la física cuántica podrían ser relevantes en ese ámbito. Sin embargo, durante mucho tiempo, estas ideas fueron en gran medida ignoradas por la comunidad científica.

Schrödinger, en su libro *¿Qué es la vida?*, publicado originalmente en 1944, afirmaba que la biología podía fundamentarse en la mecánica cuántica. Poco antes, en 1943, el matemático y físico alemán Pascual Jordan (1902-1980) había introducido el concepto de biología cuántica.

En la década de 1990, Penrose y Hameroff descubrieron —por separado, como ya he comentado— que la transferencia de información entre la conciencia local y la no local se produce en los microtúbulos, que actúan como canales. Estas estructuras forman parte del microesqueleto de las células eucariotas neuronales, formados por una proteína, la tubulina, compuesta de un monómero alfa y beta en disposición helicoidal. Según su teoría, el sistema neuronal del cerebro forma una intrincada red y la conciencia obedece las reglas de la mecánica cuántica. Sin embargo, diversos autores se opusieron a esta teoría, puesto que, para que fuese cierta, era preciso que existiese coherencia cuántica en un entorno con una temperatura del cero absoluto (−273 °C), donde no es posible la vida.

Diversos estudios científicos han demostrado que en la fotosíntesis se producen fenómenos cuánticos a temperatura ambiental. La fotosíntesis es un proceso químico que convierte la materia inorgánica en orgánica a partir de la luz solar y dióxido de carbono (CO_2) y en el que se libera oxígeno (O_2). Este proceso es fundamental para la vida en nuestro planeta. En el medio acuático, lo realizan las algas, las cianobacterias y diversas bacterias (rojas, púrpuras, verdes de azufre, etcétera); en el medio terrestre, los vegetales verdes. Por ejemplo, en la captación de la energía solar por la clorofila, una proteína vegetal, interviene la coherencia cuántica. Los complejos proteínicos actúan como antenas fotosintéticas que captan la energía solar y la transportan hasta los centros de reacción químicos. Gracias a la coherencia cuántica, la energía de la luz elige el camino más rápido y eficiente para llegar hasta ellos, lo que permite que el 95 % de dicha energía se transforme en menos de la milmillonésima parte de un segundo.

La ferritina, una proteína presente en casi todos los organismos vivos y que interviene en el transporte y almacenamiento del hierro, también se relaciona con fenómenos cuánticos. En 2021 un grupo de investigadores del Instituto de Tecnología e Ingeniería de Materiales de Ningbo (China) descubrió que la ferritina, muy abundante en diferentes regiones del cerebro humano, es capaz de transportar electrones a una distancia de 80 micrones mediante el efecto túnel. Este descubrimiento podría aprovecharse para tratar, por ejemplo, la enfermedad de Alzheimer.

En el olfato, en las mutaciones del ADN, a nivel de la sinapsis neuronal, también hay procesos cuánticos. Y se ha comprobado que los movimientos migratorios de las aves también se orientan por fenómenos cuánticos. Un equipo de científicos de la Universidad de Lund, en Suecia, reveló en 2021 que algunos pájaros poseen una brújula cuántica en sus ojos. Este «dispositivo», mucho más preciso que cualquier GPS, funciona gracias a la sensibilidad de una proteína a los procesos físicos del comportamiento de átomos y electrones.

No cabe duda de que la biología cuántica es un campo de investigación novedoso y apasionante, pero se encuentra aún en una fase incipiente, por lo que conviene ser cuidadosos y críticos con las nuevas teorías.

10

Conciencia cuántica universal

> El orden implicado es una totalidad, en el sentido de que cualquier parte determinada de él contiene información relevante sobre el todo.
>
> DAVID BOHM

A lo largo de estas páginas he citado la conciencia cuántica universal con nombres diferentes: conciencia cuántica primera, inteligencia primera, energía cuántica universal, diseñador inteligente, etcétera. Me refiero así a la causalidad descendente, al origen de todo. Considero que conviene reflexionar al respecto, pues el único principio está presente en todas las religiones, que le dan nombre según su idiosincrasia: Dios, Jehová, Alá, Brahman, Tao, *akasha*...

La Iglesia católica controló la cultura durante muchos siglos. Hizo una gran labor de preservación y difusión de la cultura, fundamentándose en su ideología religiosa teológica. Ante las situaciones conflictivas, lo atribuía a la voluntad divina.

El desarrollo científico

A partir del Renacimiento, se inició el intento de buscar explicaciones racionales a los fenómenos de la naturaleza. La Iglesia intentó mantener su hegemonía en el control cultural por todos los medios, hasta llegar a la violencia, con la Inquisición. El fraile, astrónomo y filósofo Giordano Bruno (1548-1600) —quien propuso que el Sol era simplemente una estrella y que en el universo existían infinitos mundos habitados por animales y seres inteligentes— murió en la hoguera acusado de herejía. Galileo Galilei (1564-1642), inventor del telescopio y defensor de la teoría heliocéntrica del matemático y astrónomo Nicolás Copérnico (1473-1543), demostró que la Tierra gira alrededor del Sol y no al contrario, como se pensaba, pero tuvo que retractarse para evitar morir quemado por hereje.

A partir de los siglos XVII y XVIII, René Descartes e Isaac Newton, que introdujo el cálculo matemático, establecieron las bases del método científico. A su vez, el matemático y astrónomo francés Pierre-Simon Laplace (1749-1827) escribió un tratado sobre el universo que impresionó incluso a Napoleón. Este mandó llamarlo para preguntarle cómo era posible que hubiese escrito tal obra sin haber citado ni una sola vez a Dios. Laplace le contestó: «No es necesario citar a Dios, con la razón es suficiente».

El progresivo desarrollo científico ha ido alejando a la humanidad de la divinidad. El materialismo, el intelectualismo dominante en los últimos siglos, ha proporcionado una gran riqueza material, pero también una pobreza espiritual por la destrucción de los valores tradicionales.

Las respuestas de la ciencia

Los científicos siempre han intentado encontrar la respuesta a dos preguntas fundamentales: el origen del universo y el origen de la vida en nuestro planeta.

universal» (*last universal common ancestor*)—, fue un microorganismo unicelular procariota vegetal. LUCA podría estar emparentado de manera directa con las cianobacterias, extremadamente resistentes a entornos muy agresivos. La continuidad de la vida requiere, además de otras funciones biológicas, la capacidad de autorreplicarse. Para lograrla se precisa el ácido desoxirribonucleico (ADN), que alberga el código genético, así como el ácido ribonucleico (ARN), que transporta la información del ADN a los ribosomas, donde se sintetizan las proteínas, y a la compleja membrana celular, auténtico cerebro de la célula, puesto que controla la entrada y la salida de sustancias. Todas estas moléculas y estructuras son tan complejas que es inaceptable su aparición por azar.

- Los campos morfogenéticos son grupos celulares del embrión que determinan la formación de un órgano en particular. Contienen instrucciones precisas sobre la forma y funcionamiento de los órganos correspondientes. Median la relación entre el genotipo (el conjunto de los genes que conforman a un individuo y se transmiten de una generación a otra) y el fenotipo (cómo se manifiesta la información genética en cada individuo). Es la célula y no el genoma la que actúa como unidad de estructura y función orgánica. El concepto de campo morfogenético fue desarrollado por el biólogo **Scott F. Gilbert** en 1996. Por su exactitud, los campos morfogenéticos, al igual que el resto de las constantes cósmicas, son una manifestación de la conciencia primera, del diseñador inteligente.

- El físico teórico **Amit Goswami**, en su estudio filogenético de las especies, descubrió una falta de evolución en los fósiles conocidos. Hay saltos inexplicables en la evolución que llevó a la aparición de los homínidos, pues existen lagunas en el conocimiento del proceso que llevó de los reptiles a las aves:

peces → anfibios → reptiles → ... → aves → mamíferos → primates → homínidos

- Dado que la teoría de la evolución planteada por el naturalista **Charles Darwin** (1809-1882) está incompleta, puede pensarse en la intervención del diseñador inteligente, de la conciencia pura, sin la materia, como fuerza primordial del universo.

El universo tiene una finalidad, un objetivo con una intención lógica, inteligente en evolución. Ese orden inteligente sigue unas leyes, y solo puede colapsar la energía una conciencia inteligente.

Son numerosas las pruebas de la intervención externa de un diseñador inteligente que hizo surgir el universo de la nada. La teoría de la creación, citada en textos sagrados como el Génesis, es la más aceptada en la actualidad para explicar el origen del universo y de la vida en la Tierra. Gracias a la física cuántica, las matemáticas y la informática, todos los principios expuestos, que niegan el materialismo, están científicamente demostrados.

El estudio del origen del universo y de la vida en nuestro planeta vuelve a acercarnos a la divinidad, a aceptar la existencia de una conciencia cuántica primera.

Einstein afirmaba que existía una sincronización perfecta en el universo porque seguía unas leyes. Siempre que hay leyes, las ha establecido una inteligencia superior, en este caso, el diseñador inteligente, la energía cuántica primera.

Conciencia cuántica universal

El filósofo Ken Wilber, en su libro *Cuestiones cuánticas*, analiza la visión del origen del universo en los padres de la física cuántica, desde Max Planck a Wolfgang Pauli. Es muy significativo el comentario de este último: buscamos la fórmula magistral del origen del universo, pero siempre llegamos a un punto oscuro que nos obliga a aceptar la existencia de una inteligencia superior.

En realidad, los físicos teóricos son unos grandes místicos. El místico busca la energía primera a través de la espiritualidad, a través de la ciencia, pero todos llegan a la misma conclusión: toda la materia se origina y existe solamente en virtud de una fuerza. Debemos asumir que, tras esa fuerza, existe una mente consciente e inteligente. Y esta mente, como ya señalaba Planck, es la matriz de toda la materia.

Michio Kaku, físico teórico en la Universidad de Nueva York, ha demostrado científicamente la existencia de Dios. Al acelerar taquiones a velocidades próximas a la de la luz, momento en que no podían ser influenciados por ninguna fuerza externa, estas partículas subatómicas presentaban un enorme desorden, al no estar controladas por las leyes cósmicas establecidas por una inteligencia superior.

Tenemos pruebas científicas de la existencia de una energía cuántica universal que creó el universo y la vida. Nuestro cuerpo es energía colapsada en materia, es polvo de estrellas originadas en el Big Bang por Dios, tan bondadoso y amoroso que se manifiesta en cada uno de nosotros en la conciencia no local. Es el Dios comprensivo y dado al perdón que defendía el filósofo Baruch Spinoza (1632-1677), muy distinto del Dios personal del teísmo clásico, visto como un juez estricto. El Dios de Spinoza

—una realidad eterna, infinita y perfecta— es el de la unidad, la armonía y el amor. Todo lo que nos rodea es divino, puesto por Dios para que lo disfrutemos. La casa de Dios no está solo en los templos, sino en toda la naturaleza que nos rodea. Todo es obra de Dios.

Jesús, en el cristianismo, lo expresó de manera contundente: «Dios está entre vosotros, pero no sois capaces de verlo». Todo el universo está conectado por una fuerza, por una conciencia inteligente. Es la causación descendente, la energía primera.

11
Repercusiones psicológicas de las ECM

> Lo que no afrontamos en nosotros mismos lo encontraremos como destino.
>
> CARL JUNG

Después de la ECM, los pacientes precisan apoyo y comprensión por parte del personal sanitario, del núcleo familiar y del entorno social. El proceso de integración puede ser largo, incluso de años, y en ocasiones difícil y angustioso. No siempre son comprendidos ni aceptados. Por temor a la incomprensión, a menudo no comparten la ECM. La incomprensión puede ser tan elevada que incluso pueden llegar a ser tachados de psicóticos, lo que ha hecho que algunos de ellos hayan llegado a recibir tratamiento psiquiátrico. Por estos motivos se piensa que la incidencia de las ECM es más elevada de lo que parece, pues muchos casos quedan en el anonimato.

Las ECM ocasionan en los pacientes un impacto psicológico profundo que perdura durante toda su vida. Afecta a su concepción existencial, valores, creencias religiosas y comportamiento. Así lo he comprobado directamente, pues, por la patología desencadenante de la ECM grave y por mi interés en el posible impacto psicológico en su evolución, controlo de forma periódica en consultas externas a los pacientes que las han experimentado.

De acuerdo con las explicaciones de las personas que las han vivido y con mis observaciones, entre los cambios tras una ECM destacan los siguientes:

- Aumenta el valor de la conciencia y, a la vez, se da un deterioro del amor por el ego.
- Aumenta el interés en aspectos relacionados con la filosofía, la psicología y la teología.
- En la relación personal se vuelven más comprensivos y tolerantes y menos críticos. Aumenta la empatía, la capacidad de identificarse con los demás y compartir sus sentimientos.
- Se observa un profundo cambio en su concepción existencial y en el valor y la finalidad de la vida. Valoran los pequeños detalles y viven intensamente el momento presente.
- Sienten un gran respeto por la naturaleza.
- Es muy evidente la pérdida del miedo a la muerte. Son muy conscientes de que es totalmente diferente a lo que se habían imaginado. Tienen una total certeza de la existencia de una vida más allá de la muerte.

El ser humano, como ya hemos comentado, tiene miedo a la muerte por varios factores:

- El paso de la vida a la muerte suele ser doloroso, molesto, angustiante y de gran soledad.
- La muerte supone un paso a lo desconocido.

- Condiciona la pérdida de todos los valores materiales conseguidos durante la vida: familiares, amigos, bienes materiales, éxito, fama y riqueza. Venimos sin nada y nos vamos sin nada.

Tenemos un potente instinto de conservación que nos fija a la vida. Al preguntarles sobre el ciclo vital, las personas que han experimentado una ECM conciben que nacer es introducirse en un cuerpo —como si fuera un traje— que, con el tiempo, se va deteriorando, hasta que llega el momento de abandonarlo. De hecho, la pérdida del miedo a la muerte se hace más evidente con el paso de los años.

Aunque se despierta en ellas la espiritualidad, estas personas suelen perder interés por la filiación religiosa. Están convencidas de haber establecido contacto con la conciencia cuántica universal durante su ECM. La espiritualidad es una necesidad imperiosa de comunicarse con la energía primera, una relación íntima independiente de los dogmas religiosos.

Se vuelven más intuitivas. La intuición, como se ha dicho ya, es esa manifestación de la energía sutil y de alta frecuencia que llamamos Supraconciencia.

Los que vieron su vida durante la ECM recuerdan con pesar aquellas acciones conscientes negativas que hicieron a personas, a animales o al planeta. Se vuelven empáticos y bondadosos.

Pero al retornar a su antiguo rol vital tras su ECM, todos estos cambios existenciales y psicológicos también pueden provocarles dificultades, especialmente a la hora de mantener relaciones personales. Diversos estudios científicos han observado que la ECM cambia la relación de pareja y, en consecuencia, se produce un aumento significativo de los divorcios, cuyo porcentaje llega a alcanzar el 65 % de los casos.

12

Cómo contactar con la Supraconciencia

> La verdad es una tierra sin caminos. El hombre no puede llegar a ella a través de ninguna organización, a través de ningún credo, a través de ningún dogma, sacerdote o ritual, ni a través de conocimientos filosóficos o técnicas psicológicas. Debe encontrarla a través del espejo de las relaciones, a través de la comprensión de los contenidos de su propia mente, a través de la observación, y no a través del análisis intelectual o la introspección introspectiva.
>
> **JIDDU KRISHNAMURTI**

La identidad de la conciencia local neuronal tiene un origen material externo y se define como ego. El ego es inseguro, incompleto y cambiante, pues su estabilidad depende de la opinión de los demás. Actúa en el pasado y en el futuro, pero es enemigo del presente, el tiempo propio de la Supraconciencia.

El ego se mueve en los instintos básicos: supervivencia, procreación y superación. Los instintos son los motores de nuestra existencia material. Su objetivo es el placer. Los instintos no pueden eliminarse, pero sí somos capaces de controlarlos y orientarlos, todo depende del libre albedrío.

El ego es enemigo de la Supraconciencia y hace todo lo posible para evitar que esta se manifieste. Así, tiene poderosas armas para camuflar nuestra auténtica identidad, la que nos hace únicos e irrepetibles y tiene la capacidad de colapsar la energía:

- **La ignorancia.** El desconocimiento de nuestra realidad estructural está tristemente muy generalizado. Los poderes fácticos y políticos, así como los medios de comunicación, procuran mantener a la población en la ignorancia. Les resulta mucho más fácil manipular a una sociedad que se mueve en el desconocimiento.
- **El egoísmo.** El dualismo, la separación entre observador y objeto, es un arma muy fuerte. La objetividad, ya descrita por Aristóteles, condiciona el egoísmo. Procura —de manera excesiva o exclusiva— el propio beneficio, placer o bienestar para uno mismo, independientemente de los demás. El egoísmo es lo opuesto al altruismo o a la generosidad.
- **La afección por lo material.** Consiste en la inclinación o necesidad imperiosa de almacenar objetos materiales. Este apego inagotable a los bienes materiales está relacionado con el egoísmo, con el vacío interior.
- **El miedo.** Todo miedo es, en el fondo, temor a la muerte. El ego se estructura y depende totalmente del cuerpo, de la materia, y sabe que es finito, que presenta un proceso de involución progresivo que lo conduce a la muerte y comportará su desaparición.

La finalidad de la vida es el desarrollo del ser, que consiste precisamente en descubrir y vivenciar nuestra Supraconciencia.

Será preciso vencer y controlar el ego, que podríamos definir como el «no yo». No será tarea fácil, puesto que las armas del ego son potentes y luchará con todas sus fuerzas para imponerse a nuestro verdadero yo. El filósofo presocrático Tales de Mileto dijo al respecto que lo más difícil para el ser humano es conocerse a sí mismo, y lo más fácil es hablar mal de los demás.

¿Cuáles son las herramientas disponibles para conseguir que aflore la Supraconciencia?

Un interesante punto de vista es el del jesuita, paleontólogo y filósofo francés Pierre Teilhard de Chardin (1881-1955), que estuvo a punto de ser excomulgado por sus ideas científicas, contrarias al dogma religioso. En su controvertida visión sobre la evolución humana —que hizo que la Iglesia prohibiera la publicación de sus obras, las cuales no vieron la luz hasta después de su muerte—, Teilhard de Chardin expresaba que, empezando en el punto alfa con impurezas, el ser humano debe evolucionar hasta el punto omega, libre de ellas y que corresponde a la santidad, la iluminación (o budeidad), el dominio de la Supraconciencia y el control del ego. Cuando la conciencia está libre de impurezas, ya es un avatar, energía pura.

Podemos alcanzar la Supraconciencia por dos medios:

1) **De manera inconsciente.** Ocurre así en los pacientes que han vivenciado una ECM.
2) **Mediante la meditación.** Esta técnica pretende eliminar de nuestra mente toda la «tormenta» originada desde el exterior, dejándola en blanco para que pueda aflorar la Supraconciencia. El camino es el control de la relajación, la respiración y la concentración, apoyado en la meditación.

La meditación, una herramienta liberadora

Recibimos una media de 60 000 estímulos diarios, de los que el 80 % llega a través de la visión. Nuestro cerebro es el responsable de gestionar este alud de información. Tal sobrecarga cognitiva nos obliga a buscar herramientas para sobrevivir a esa saturación. La meditación, que nos obliga a mirar a nuestro propio interior, es una de las armas más poderosas que nuestra conciencia, nuestro verdadero yo, tiene a su alcance para equilibrar nuestra existencia.

La Supraconciencia nos muestra que conviene situarse en el presente, nuestra auténtica realidad, donde no hay pensamientos ni sentimientos. Hay que eliminar el sentimiento de culpabilidad que condiciona el pasado y la angustia del futuro. De esta manera controlamos el ego, que siempre intentará aflorar gracias a sus potentes armas.

Cuando se consigue contactar con la Supraconciencia aparecen vivencias de paz, equilibrio, gozo y, finalmente, una sensación de expansión, de apertura, que nos hace sentir que formamos parte de todo, que estamos unidos amorosamente a todo el universo. Este camino hacia la espiritualidad es independiente de la filiación religiosa. Cierto es que la oración sincera y profunda dirigida a Dios tiene, para muchas personas, el mismo efecto.

El equilibrio interno conseguido con la meditación tiene un gran impacto sobre la salud y la felicidad. Elimina las situaciones de estrés, angustia y tensión al evitar la liberación de las hormonas relacionadas con ellas, como el cortisol y las catecolaminas. Permite superar la ilusión por todo lo material que nos rodea y descubrir la verdadera realidad.

La meditación mejora la salud física en muchos niveles. Por ejemplo, tiene un efecto positivo sobre la tensión arterial y el ritmo cardiaco, mejora la digestión, regula el metabolismo de la glucosa en el diabético, potencia el sistema inmunológico y mejora estados en enfermedades como la de Alzheimer.

Además, la práctica de la meditación frena el envejecimiento gracias a su efecto benéfico sobre los telómeros, que se hallan en los extremos de los cromosomas y los protegen. Con cada división celular, los telómeros pierden una pequeña cantidad de ADN y se van acortando. Las biólogas Elizabeth Blackburn y Carolyn Widney, galardonadas con el Premio Nobel de Fisiología y Medicina en 2009, demostraron que los hábitos incorrectos, como una mala dieta, y el estrés alteran la producción de telomerasa, la enzima que ralentiza el acortamiento de los telómeros. La meditación es muy eficaz para combatir el estrés, lo que favorece el buen estado de los telómeros y ayuda así a reducir el riesgo de sufrir enfermedades relacionadas con la edad.

A nivel mental, la meditación favorece la neuroplasticidad y la neurogénesis, además de mejorar la autoestima, la capacidad de concentración, la toma de decisiones, la vitalidad, la intuición, la claridad de ideas, el optimismo, la gestión correcta de las emociones, la memoria y el descanso.

En conjunto, provoca una mejoría tanto física como anímica y condiciona cambios morfológicos cerebrales que se pueden visualizar mediante la resonancia magnética funcional. Hay cambios en el volumen del hipocampo, en la unión temporo-parietal y en la amígdala. Además, aumentan los niveles de serotonina y dopamina, dos de las llamadas «hormonas de la felicidad».

A nivel neurológico se detecta un aumento de la actividad en el sistema nervioso simpático y de la irrigación cerebral, una disminución de la hipertensión y bradipnea (respiración lenta). Estos cambios derivados de la meditación mejoran la función del sistema nervioso autónomo y benefician los sistemas cardiovascular y respiratorio.

El electroencefalograma evidencia una activación de las ondas alfa (de baja frecuencia) en el lóbulo frontal, con una reducción de las ondas beta (de mayor frecuencia). También aumenta el sincronismo entre los dos lóbulos cerebrales. Así, al predominar las ondas alfa, se alcanza el equilibrio de la conciencia, la paz y la calma.

> La meditación requiere un aprendizaje, así como los consejos y la guía de un experto. Nos proporciona el camino para contactar con la Supraconciencia, la conciencia pura.

La meditación no es una terapia, sino un método para aumentar el estado de conciencia. Se produce una singularidad con ruptura del espacio-tiempo y una expansión hacia el infinito, la conciencia pura. No hay que concentrarse en una idea ni forzar, puesto que entonces se genera energía. Hay que dejar fluir.

Después de la meditación, la mente es clara, dinámica, creativa y activa. Mejora la toma de decisiones y el control de las emociones, se siente más libre y está unida a todo el universo. En definitiva, mejora la potencia mental, la salud y la relación social.

Una sociedad que medita es más justa, equilibrada, sostenible y respetuosa con el entorno. La meditación nos conduce a la Supraconciencia y, por ende, mejora nuestra existencia, nos permite acceder a nuestras enormes potencialidades y extrae lo mejor de nosotros mismos.

En momentos de crisis existencial profunda, cuando las bases de nuestra psique se tambalean, a menudo producto del autoengaño, el despertar de la Supraconciencia puede ofrecer un faro de esperanza en la oscuridad. Para aquellos que carecen de apoyo psicológico, estos momentos tan duros pueden derivar en pensamientos suicidas (o autolisis). La meditación se presenta como una herramienta consciente para despertar la conciencia no local o Supraconciencia, una gracia o don divino que puede transformar la crisis en una oportunidad de crecimiento.

Como bien dijo Einstein, para superar una nueva situación se requiere más energía que para mantener la anterior. La crisis, por lo tanto, nos impulsa a reestructurarnos psicológicamente, abriendo paso a una versión más fuerte y resiliente de nosotros mismos.

Otra forma consciente de contactar con la Supraconciencia es adoptar la dinámica vital propia de esta, los arquetipos, con empatía, altruismo, bondad, justicia y, sobre todo, amor. Recomiendo seguir el consejo de un ser muy evolucionado, la madre

Teresa de Calcuta (1910-1997), galardonada con el Premio Nobel de la Paz y declarada santa por la Iglesia: «El que no vive para servir, no sirve para vivir». Hay que acompañar esta actitud con la decisión de eliminar la ignorancia, buscando información en la extensa bibliografía existente.

13
Estudios científicos acerca de las ECM

> Lo que después de todo ha sobrevivido a la muerte es la psique;
> porque la psique, en contraposición a la vida, no puede ser definida
> en términos biológicos.
>
> CARL JUNG

Las ECM han sido objeto de estudio por parte de diversos científicos y profesionales de la salud. La investigación se ha hecho principalmente desde disciplinas como la medicina, la psicología, la neurociencia y la psiquiatría, que han aprovechado los progresos tecnológicos y científicos más punteros para aproximarse a este fenómeno.

Por ejemplo, un estudio realizado en la Facultad de Medicina Grossman de la Universidad de Nueva York (NYU) hizo un seguimiento de 567 hombres y mujeres que experimentaron un paro cardiaco durante sus estancias hospitalarias en los Estados Unidos y el Reino Unido. Se descubrió que el 20 % de las personas que sobreviven a la reanimación cardiopulmonar describen experiencias lúcidas de muerte. Las experiencias ocurrieron mientras los pacientes estaban aparentemente inconscientes y al borde del fallecimiento.

Este estudio, llamado AWARE II (AWAreness during REsuscitation, 'Conciencia durante la Reanimación'), se llevó a cabo entre mayo de 2017 y marzo de 2020. Lo lideró un médico de cuidados intensivos, el doctor Sam Parnia, profesor asociado en el Departamento de Medicina de la NYU Langone Health, así como director de investigación de cuidados intensivos y reanimación de la organización.

Actividad gamma durante las ECM

Otros estudios han encontrado actividad gamma y picos eléctricos en aquellos que han tenido encuentros cercanos con la muerte, lo que es un signo de estados elevados de conciencia.

> La actividad gamma se refiere a las oscilaciones neuronales en el rango de 30 a 100 Hz y se asocia con estados de alerta, atención y percepción sensorial.
>
> Los picos eléctricos, por otro lado, son ráfagas cortas de actividad eléctrica que pueden indicar una mayor actividad cerebral.

En un estudio publicado en la revista *Proceedings of the National Academy of Science* (PNAS) en 2023, investigadores de la Universidad de Michigan encontraron indicios de repuntes en la actividad cerebral, que incluían la activación de las llamadas ondas gamma, delta, zeta, alfa y beta, hasta una hora después de la reanimación cardiopulmonar.

Cinco mil casos analizados

El reconocido oncólogo radioterapeuta Jeffrey Long ha estudiado, desde un hospital de Kentucky (Estados Unidos), las ECM durante cuatro décadas, con más de cinco mil casos analizados. Según sus investigaciones, el 45 % de las personas que han tenido una ECM describen una experiencia extracorpórea.

Estas experiencias ocurren, de acuerdo con las observaciones de Long, cuando las personas están en coma o clínicamente muertas, sin signos vitales, pero tienen vivencias lúcidas en las que ven, oyen, sienten emociones y se comunican con otros seres.

Un caso clínico detallado que el doctor Long estudió fue el de una mujer que, como consecuencia de una grave alergia mientras le administraban anestesia general para una operación, sufrió un paro cardiaco. Una vez recuperada, la paciente compartió con él su extraordinaria y detallada ECM.

Otro caso notable es el de una mujer que estuvo clínicamente muerta durante treinta minutos después de ahogarse. A pesar de estar clínicamente muerta durante ese tiempo, pudo recordar detalles nítidos de su experiencia, incluyendo la sensación de ser arrastrada por una corriente, encontrarse con seres luminosos y experimentar una sensación abrumadora de paz y amor.

El primero que habló de las ECM

El nombre de Raymond Moody resuena con fuerza en el campo de las ECM desde hace años. Este psiquiatra estadounidense se hizo famoso en la década de 1970 por su trabajo pionero en el estudio de estas experiencias.

Moody comenzó su carrera como doctor en Filosofía y Psicología. Sin embargo, su interés por las ECM lo llevó a cambiar de rumbo para dedicarse a la investigación de este fenómeno. En 1975 recopiló en su primera obra, titulada *Vida después de la vida*, las vivencias de numerosas personas que habían tenido ECM.

Este libro, que fue revolucionario en su momento y catapultó a Moody a la fama, dio a conocer al público general el concepto de las ECM. A través de relatos detallados, su autor presentó una visión fascinante de lo que algunas personas experimentan durante momentos cercanos a la muerte.

Moody identificó patrones comunes en las ECM y los dividió en cinco fases:

1) **Experiencia extracorporal.** Después de certificar la muerte clínica, la persona siente cómo se eleva hacia «un plano superior», pudiendo incluso ver su propio cuerpo tendido sobre la camilla del hospital.
2) **Encuentro con seres de luz o entidades espirituales.** Algunas personas describen encuentros con seres queridos que han fallecido, mientras que otras hablan de encontrarse con entidades espirituales o seres de luz.
3) **Revisión de la vida.** Durante esta fase, las personas a menudo experimentan una revisión rápida y detallada de su vida, viendo tanto los buenos como los malos momentos.
4) **Regreso.** En esta fase, las personas a menudo describen una sensación de ser arrastradas de vuelta a su cuerpo, a veces de manera abrupta.
5) **Renacimiento.** En esta fase, las personas a menudo describen una sensación de renovación, un nuevo aprecio por la vida y un sentido de propósito o misión.

A pesar de sus significativas contribuciones al estudio de las ECM, Moody ha reconocido que sus investigaciones no aportan ninguna prueba irrefutable de que haya otra forma de existencia. Sin embargo, sus trabajos han abierto el camino para futuras investigaciones en este campo.

Hoy en día, Raymond Moody sigue siendo una figura influyente en el estudio de las ECM. Su trabajo ha inspirado a otros investigadores a explorar este fenómeno y ha ayudado a arrojar luz sobre uno de los misterios más grandes de la vida: ¿qué sucede después de la muerte?

Un viaje desde la medicina materialista a las ECM

Bruce Greyson es un destacado médico y profesor de Psiquiatría de la Universidad de Virginia. Durante casi medio siglo, Greyson ha investigado la interfaz entre la vida y la muerte.

Aunque se formó como médico materialista, se sintió intrigado por las ECM y comenzó a investigarlas, pensando que pronto encontraría una explicación física simple. Su trabajo, expuesto en diversas publicaciones, ha explorado esta fascinante cuestión y lo que puede enseñarnos sobre la continuación de la conciencia.

Greyson es considerado el padre de la investigación sobre las ECM, junto con el psicólogo Kenneth Ring, el cardiólogo Michael Sabom y otros, aunque previamente ya destacaban los trabajos de Moody y de los psiquiatras Russell Noyes Jr. (1934-2023) y Elisabeth Kübler-Ross (1926-2004).

Para medir los aspectos y características de las ECM, Greyson formuló una herramienta que ha sido ampliamente utilizada.

Ideó una escala de diecinueve ítems que evaluaban la intensidad y la distribución de la experiencia de la kundalini, la energía vital. Dicha experiencia se refiere a un conjunto de síntomas y transformaciones que las personas experimentan con el despertar de la energía kundalini, un concepto de la tradición espiritual india.

Los ítems de la escala de fisio-kundalini abarcan una variedad de experiencias que incluyen cambios en la percepción, las emociones, el pensamiento, el sentido del yo, las relaciones sociales, los patrones de sueño y la alimentación, entre otros síntomas físicos y psicológicos.

Cada ítem se califica en una escala de 0 a 3, donde 0 significa «no experimentado» y 3 significa «experimentado con gran intensidad». La puntuación total puede variar de 0 a 57, de manera que las puntuaciones más altas indican una mayor intensidad y distribución de la experiencia de la kundalini.

Es importante destacar que la escala de fisio-kundalini no está diseñada para diagnosticar ninguna condición médica o psicológica. En cambio, se utiliza como una herramienta de investigación para entender mejor las experiencias de la energía kundalini y cómo estas experiencias pueden influir en el bienestar físico y mental.

Un puente entre la ciencia y la conciencia

El reconocido cardiólogo y científico holandés Pim van Lommel ha dedicado gran parte de su carrera a la investigación de las ECM. Tras estudiar Medicina en la Universidad de Utrecht hasta 1971, se especializó en cardiología y trabajó en el hospital docente Rijnstate, con ochocientas camas, desde 1977 hasta 2003.

En 1986 Van Lommel comenzó su estudio sobre las ECM. Su interés en este campo lo llevó a cofundar dos años más tarde la Fundación Merkabah, IANDS Países Bajos.

Van Lommel ha recibido numerosos premios por su trabajo, a la vez que sus publicaciones divulgativas han tenido un enorme éxito. Su libro *Endless Consciousness*, editado primero en holandés en noviembre de 2007, se convirtió en un superventas. Ha sido traducido a varios idiomas, como al español bajo el título *Consciencia más allá de la vida*, y se han vendido miles de copias en todo el mundo.

Hoy en día, Pim van Lommel continúa su trabajo como investigador, publicista y conferenciante sobre la relación entre la conciencia y el cerebro.

La investigación más relevante de Pim van Lommel y sus colaboradores sobre las ECM se publicó en la revista médica *The Lancet* en 2001. Este estudio prospectivo se llevó a cabo en diez hospitales holandeses e incluyó a 344 supervivientes de paros cardiacos.

El estudio de Van Lommel se centró en los pacientes que habían sobrevivido a un paro cardiaco y habían experimentado una ECM. Los resultados del estudio mostraron que las ECM son experiencias auténticas que no pueden reducirse simplemente a fruto de la imaginación, al miedo a la muerte, a las alucinaciones, la psicosis, el uso de drogas o la falta de oxígeno.

Van Lommel concluyó que la visión materialista actual de la relación entre la conciencia y el cerebro, que es mantenida por la mayoría de los médicos, filósofos y psicólogos, es demasiado restrictiva para una comprensión adecuada del fenómeno de las ECM. Propuso que nuestra conciencia no siempre coincide con el funcionamiento de nuestro cerebro: en ocasiones, la conciencia mejorada o no local puede experimentarse separadamente del cuerpo. Así, para Van Lommel, que reconoce la coherencia de estos fenómenos con los postulados de la física cuántica, la muerte podría compararse a un cambio de estado de conciencia, ya que pasaría a formar parte de una Supraconciencia donde el espacio-tiempo no existe.

Este estudio ha sido fundamental para el campo de las ECM y ha abierto nuevas vías para entender la conciencia humana. Aunque no se centra en un caso clínico específico, proporciona una visión valiosa sobre las ECM en general.

14

¿Cómo descubrí al doctor Manuel Sans Segarra?

> El verdadero viaje de descubrimiento no consiste en buscar nuevos paisajes, sino en tener nuevos ojos.
>
> MARCEL PROUST

Nunca he sido una persona especialmente espiritual ni me habían llamado la atención las teorías acerca de qué hay después de la vida... hasta abril de 2023. Sin más pretensión que la de explicar cómo conocí al doctor Manuel Sans Segarra y cómo me empecé a interesar por estos temas, escribo este capítulo. Y, a partir de aquí, que cada lector saque sus propias conclusiones.

Fui un niño con una fuerte conexión con mis abuelos maternos, Isabel y Francisco. El hermano mellizo de mi madre, Andrés, falleció en un accidente de trabajo una semana después de que yo naciera, en mayo de 1977, y eso hizo que, durante mi infancia y mi adolescencia, pasara mucho tiempo con mis abuelos. En apenas siete días, se fue un hijo y llegó un nieto.

Yo dormía en casa de mis padres, Pepe y Paqui, pero, durante el día y los fines de semana, pasaba el tiempo casi al completo en casa de mis abuelos. Explico esto porque hay una conexión entre el momento en que conozco al doctor Sans Segarra y esta relación con mis abuelos, quienes ahora siento más que nunca que están conmigo de algún modo y me guían. Es algo difícil de explicar.

Estudié Periodismo y posteriormente he llevado a cabo varios proyectos de emprendimiento, ninguno de ellos relacionado con el mundo de la espiritualidad o la vida después de la vida. De hecho, cuando alguien me hablaba sobre algún asunto relacionado con esos temas, no le daba mucha importancia, pues no veía un razonamiento lógico en aquello que me explicaban.

Mi abuela falleció en 2008 y mi abuelo en 2012. En los últimos meses de vida de mi abuela, buscamos una persona que la cuidara, y la encontramos por casualidad a partir de un anuncio en internet. Llegó Manana, una mujer georgiana muy culta que entonces tenía casi cincuenta años. Había sido profesora de música en la universidad, pero, al llegar a España, tuvo que dedicarse a cuidar a personas mayores.

Como habíamos establecido una gran relación con Manana, se quedó en nuestra familia cuando murió mi abuela y nos ayudó también con las tareas de mi abuelo en sus últimos años de vida.

La familia de Manana seguía en Georgia y fui a visitarla en dos ocasiones. Ya la primera ocasión en que viajé al país me llamó especialmente la atención su madre, Eliko, que había sido ingeniera textil. Aunque no dominaba ni el español ni el inglés, Eliko se hacía entender e irradiaba bondad y amor por todos sus poros. La vi dos veces en mi vida.

Recuerdo que nuestro primer encuentro tuvo lugar pocos meses después de que falleciera mi abuela Isabel, y se despertó en mí en aquel momento un sentimiento de ternura y amor hacia Eliko muy relevante. Era extraño, porque no la había visto

¿Cómo descubrí al doctor Manuel Sans Segarra?

nunca antes y apenas compartí con ella unas horas de conversación, a pesar de que no teníamos un idioma común.

Eliko se disponía a cumplir cien años en septiembre de 2023. Iba a ser un gran acontecimiento y, por supuesto, Manana iba a estar presente en la celebración. Sin embargo, el domingo 23 de abril de 2023, día de Sant Jordi, Eliko falleció en su casa de Tiflis (Georgia) rodeada de sus nietos y sus amigos. Esa fecha es para mí una de mis preferidas del año, y también una jornada extraordinaria para visitar Barcelona, pues es el Día del Libro.

Durante esa semana quise saber más de Eliko y di con una publicación escrita en georgiano en una red social. El georgiano es un alfabeto abyad, que nada tiene que ver con el alfabeto latino. Para que se comprenda la importancia de esto, voy a escribir el nombre completo de Eliko, tanto en alfabeto latino como en georgiano, y luego explicaré lo que sucedió.

En alfabeto latino, su nombre era Elene Sefiashvili.

En alfabeto georgiano: ელენე სეფიაშვილი.

No sé más allá de tres palabras en georgiano y ni remotamente sé leer su alfabeto. Sin embargo, aquella publicación en una red social me llamó la atención, porque sabía que hablaba de Eliko por lo cercano de su fallecimiento, así que copié en Google este texto de aquí arriba, y no otro que también aparecía en la página, para saber más acerca de Eliko.

Y entonces, en la pantalla apareció este artículo:

<http://silkmuseumblog.ge/2020/11/20/ქართული-აბრეშუმი-1950-90-იან-წლე/>.

Por suerte, en la misma página web encontré la versión en inglés:

<http://silkmuseumblog.ge/en/2020/11/19/georgian-silk-in-1950-90s/>

ელენე სეფიაშვილი

თბილისის აბრეშუმის საქსოვი ფაბრიკის ინჟინერ-ტექნოლოგი

დაიბადა 1923 წლის 1 სექტემბერს წითელწყაროს რაიონის სოფელ არბოშიკში. საშუალო სკოლის დამთავრების შემდეგ სწავლობდა თბილისის ი. გოგებაშვილის სახელობის ქართულ პედაგოგიურ სასწავლებელში. 1941-42 წლებში თბილისის სტალინის სახელობის სახელმწიფო უნივერსიტეტის ფიზიკა-მათემატიკის ფაკულტეტზე, რომელიც არ დაუმთავრებია. 1946 წელს გადავიდა მოსკოვის საფეიქრო ინსტიტუტის თბილისის ფილიალის ტექნოლოგიური ფაკულტეტის III კურსზე, რომელიც დაამთავრა 1949 წელს. ამავე წელს დაიწყა სადიპლომო ნაშრომი ქ. ივანოვში და მიიღო ინჟინერ-ტექნოლოგის წოდება ქსოვის სპეციალობით. 1947 წლიდან ელენე სეფიაშვილი პარალელურად მუშაობდა თბილისის აბრეშუმის საქსოვ ფაბრიკაში წუნდებელ-კონტროლიორის თანამდებობაზე. მოგვიანებით მოსამზადებელი საამქროს, შემდეგ კი საქსოვი და მოსამზადებელი წარმოების უფროსად. დაინტერესებული იმით, თუ როგორ მუშაადებოდა ახალი ქსოვილები ელენე სეფიაშვილი დაინიშნა ქსოვილის ასორტიმენტის დამმუშავებელი (დესინატორების) ჯგუფის უფროსად, რომლის შემქმნელი იყო ვასილ ივანეს ძე პეროვი.

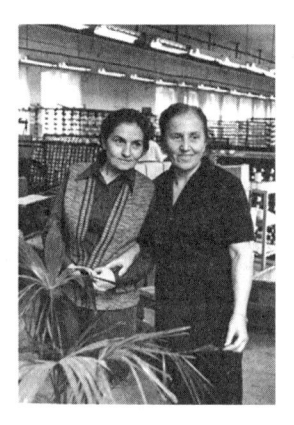

En la imagen, Elene Sefiashvili es la mujer situada a la izquierda. De nuevo me encontraba con un artículo en alfabeto georgiano. Puesto que no sabía qué decía, recurrí a un traductor automático en internet y esto fue lo que apareció:

Elene Sefiashvili
Ingeniera-tecnóloga de la fábrica de tejidos de seda de Tiflis

Nació el 1 de septiembre de 1923 en el pueblo de Arboshik, distrito de Tsilitskaro. Después de graduarse en la escuela secundaria, estudió en Tiflis, en la Escuela Pedagógica de Georgia I Gogebashvili. Durante 1941-42 asistió a la Facultad de Física y Matemáticas de la Universidad Estatal de Tiflis, que llevaba el nombre de Stalin, donde no se graduó. En 1946 se trasladó al tercer curso de la Facultad Tecnológica en Tiflis del Instituto Textil de Moscú, donde se graduó en 1949. Ese mismo año, defendió su tesis de diplomatura en la ciudad de Ivanovo y recibió el título de ingeniero-tecnólogo especializado en tejido. Desde 1947, Elene Sefiashvili trabajó paralelamente en la fábrica de tejidos de seda de Tiflis como tejedora-controladora, más tarde como jefa del taller preparatorio y luego como jefa de tejido y producción preparatoria. Interesada en cómo se procesaban las nuevas telas, Elene Sefiashvili fue nombrada jefa del grupo de procesadores (diseñadores) del surtido de telas, cuyo creador fue Vasili Perov.

A pesar de los años de guerra, las autoridades supervisoras no perdieron el interés por producir el mayor número posible de tejidos bonitos. El taller también producía hilos para urdimbre y trama, que se entregaban al departamento de tejido. La fábrica de tejidos de seda de Tiflis se fue desarrollando gradualmente. El grupo conjunto, encabezado por Elene Sefiashvili, puso en producción nuevas máquinas y también se asignaron telares experimentales en los que se fabricaba el surtido.

Los tejidos elaborados por Elene Sefiashvili se vendían en fábricas de Tiflis y Kutaisi, así como en Moldavia. Los productos se lanzaron en Georgia y, cuando había interés, los datos técnicos se enviaban a otros países. En el Consejo de la Unión, que se celebraba anualmente en Moscú, Elene Sefiashvili solía presentar con éxito nuevos surtidos. Una tela de seda natural creada por ella, llamada Luciérnaga, recibió una medalla de plata en la exposición de la Unión en Moscú, y su tela Vardzia tuvo una gran demanda en el mercado.

> Elene Sefiashvili avanzó con éxito en su carrera y, en este contexto, fue premiada con la Orden del Ingeniero de Honor de la República. Se sintió inspirada para ser una ingeniera exitosa y representar así a su país. En el proceso de reducción de la producción, el sindicato de producción de seda cerró. Sin embargo, Elene Sefiashvili comenzó a dirigir una pequeña empresa de tejidos en el Instituto Politécnico de Tiflis, donde trabajó durante varios años y creó diferentes muestras de telas de consumo.

Compartí este artículo con toda mi familia y también con Manana, quien desconocía que se había escrito esto sobre su madre. Yo sabía que Eliko, así la llamaban, había sido ingeniera textil, pero no que hubiese estudiado Física y Matemáticas. El lector debe imaginar lo que significaba esto en la década de 1940 en una sociedad como la de la antigua Rusia soviética.

A partir de aquí empiezan a suceder cosas cuya interpretación, como hechos casuales o causales, dejo a criterio del lector.

Y estoy totalmente seguro de que no hubieran sucedido si Jordi Juez, mi cuñado y una persona buena en el sentido más profundo de la palabra, no me hubiera animado a volver a jugar al pádel a finales de 2022.

Allí conocí a Juan Antonio Fernández, ahora amigo, una persona muy evolucionada espiritualmente y con una gran intuición.

Y este último me presentó a Antonio, también amigo y con una gran sensibilidad, quien me habló del doctor Andreu Gabarrós.

Así, un cúmulo de circunstancias desencadenaron lo que voy a explicar. Con estas personas tengo una conexión y son partícipes de este libro, aunque formamos parte de ecosistemas totalmente distintos.

El día que escuché al doctor Sans Segarra por primera vez

El domingo 30 de abril de 2023, una semana después de la muerte de Eliko, me desperté con la intención de buscar en YouTube un vídeo del doctor Andreu Gabarrós, jefe del servicio de Neurocirugía del Hospital Universitario de Bellvitge. Este especialista en el ámbito de la cirugía cerebral, reconocido a escala nacional e internacional, atesora más de veinticinco años de trayectoria profesional en el ámbito de la asistencia y la investigación.

El objetivo de esta búsqueda era encontrar un vídeo acerca del proyecto «Sinfonía de los Héroes», que ha desarrollado el propio Andreu. Este proyecto es un reconocimiento al esfuerzo de superación de los pacientes intervenidos de un tumor cerebral. Para ello, Andreu ha elegido a nueve pacientes que eran músicos, les ha compuesto una canción y ha adaptado cada una de ellas al instrumento que tocaba el paciente. Con todas ellas, ha grabado un disco.

Pues bien, en lugar de mostrarme este vídeo, YouTube me mostró uno del doctor Manuel Sans Segarra, de quien no había oído hablar hasta entonces. En condiciones normales habría seguido buscando lo que quería, pero aquel día me paré en ese vídeo y lo vi completo.

Lloré y me emocioné. Jamás me habían interesado las ECM,

pero aquel vídeo despertó mi conciencia. Tenía claro que quería conocer al doctor, y uno de mis propósitos de aquella semana fue ese.

Aquí tengo que agradecer su ayuda a Magaly, la esposa del doctor, que posee una gran intuición y que, aunque no me conocía previamente, fue parte clave en que pudiera encontrarme con Manuel Sans Segarra, en que se haya escrito este libro y se hayan desencadenado una serie de consecuencias que, a mi entender, están despertando conciencias en todo el mundo.

Ella insistió al doctor tras mi primera llamada y conseguí hablar con él. Mientras escribo estas líneas, sé que ese era el único momento en el que aquello habría sido posible. Antes de aquel día, yo no estaba preparado ni tenía el tiempo necesario para ayudar al doctor, y sé que, después, también habría sido materialmente imposible conocerlo, por los miles de mensajes que recibe ya cada día.

Y aquí os voy a explicar algo cuya interpretación, como decía, queda a criterio del lector. En ese preciso momento sentí que era la forma que Eliko había encontrado para agradecerme que hubiera compartido su historia con mi familia. Ella, física, matemática e ingeniera textil, que perdió el estatus adquirido durante tantos años con la desmembración de la URSS a finales de la década de 1980, y a la que solo había visto dos veces en mi vida, se dirigía a mí. Aquella mañana me sentí totalmente conectado con Eliko, como lo había estado con mis abuelos durante mi infancia y adolescencia.

De hecho, miro ahora la foto de Eliko en la fábrica textil que encontré en el artículo de internet y su mirada me recuerda a la de mi abuela Isabel. De nuevo, como ya expliqué anteriormente, es algo muy extraño. Difícil de explicar. Estoy escribiendo estas palabras y me estoy dejando llevar por los pensamientos que me llegan a la mente. Después de leer este libro, empiezo a entender que esto tiene que ver con determinados momentos de conexión. No siempre es así en mi día a día.

Eliko y mi abuela Isabel coincidieron en el tiempo. Eliko nació el 1 de septiembre de 1923 y mi abuela Isabel lo hizo el 18 de marzo o de mayo de 1918. Voy a explicar esto último, porque también es bastante curioso. Yo nací el 18 de mayo de 1977 y ella decía que también había nacido ese día de 1918, pero escribieron «marzo» en su partida de nacimiento.

En cualquier caso, mi abuela nunca volvió a celebrar su cumpleaños desde la muerte de su hijo Andrés. Y, en realidad, el 18 de mayo solo celebrábamos mi cumpleaños en su casa, tanto en mi infancia como durante la adolescencia.

Eliko y mi abuela Isabel coincidieron temporalmente durante muchos años, aunque estuvieran a miles de kilómetros de distancia. La probabilidad de que sus vidas se cruzaran era, según las leyes de la física, remota. De hecho, nunca llegaron a conocerse. Pero, sin embargo, al escribir esto siento que todo está conectado.

Cómo llegué a las dos ECM que explico

Al cabo de unos meses, cuando ya había conocido al doctor Sans Segarra, primero mediante una llamada telefónica y luego visitándolo en su despacho del Colegio de Médicos de Barcelona, también tuve la oportunidad de conocer y entrevistar en persona a Andreu Gabarrós. Ambos habían trabajado en el mismo hospital y llegaron a coincidir. No le expliqué a Andreu toda esta historia, aunque sí hablamos de la vida y la muerte, y de todo el trabajo y las iniciativas relacionados con la música que está realizando con sus pacientes. De nuevo, de algún modo, era como si todo estuviera conectado.

A su vez, los dos protagonistas de las ECM que describo en este libro, Jesús Alonso Gallo y Tessa Romero, llegaron a mi vida también por causalidades asombrosas. Estoy inscrito en la *newsletter* de Jesús, empresario e inversor y al que en principio yo consideraba totalmente alejado de temas más trascendentales. Hasta que un día leí una noticia suya en la que hablaba sobre biología cuántica, sin él saber que estaba tratando de eso, pues su boletín habla de vida y emprendimiento. Yo estaba leyendo acerca de ese tema en otros ámbitos, así que le contesté. Y me respondió.

Quedamos para hablar y me explicó que él había vivido en 2008 una ECM que detallo más adelante. Con Jesús, además, han sucedido, desde que lo conocí, una serie de hechos encadenados que tienen un hilo conductor muy relevante. Si reviso una a una las personas que me han llevado hasta él y lo que ha sucedido desde entonces, todas ellas tienen una sensibilidad muy especial y han logrado, de un modo u otro, llegar a un estado de conciencia superior en algún momento de su vida.

El caso de Tessa también es muy especial. Voy en el coche escuchando Spotify. Concretamente, música y pódcast relacionados con el emprendimiento, que es lo que suelo escuchar cuando conduzco. Acaba un pódcast que habla sobre negocios y empresa... y aparece Tessa. De repente, explica que ha estado 24 minutos clínicamente muerta. Y, como por entonces mi conciencia ya estaba despertándose, escuché la entrevista completa, de más de dos horas. Y me aluciné. Al cabo de unos meses la contacté, y aquí está su capítulo.

Se puede pensar que todo esto son simplemente casualidades. Y quizá lo sean. Pero, como dice el doctor Sans Segarra, esperamos del lector que sea inquieto, que tenga ganas de saber más y que, por supuesto, ponga en duda todo lo que lea. De esa duda nacen grandes reflexiones y se produce también un gran crecimiento.

15
Tessa Romero, una ECM fascinante

La escritora y conferenciante Tessa Romero no suele conceder entrevistas. Para escribir este capítulo, y ya que se pueden encontrar algunos pódcast y entrevistas suyos muy interesantes en internet, hemos querido seguir un proceso inverso. Primero, hemos escrito el capítulo gracias a ese material que ya se encuentra en la red y luego hemos tenido la oportunidad de charlar con ella para complementarlo y darle las pinceladas finales.

Tessa ha publicado tres libros, uno de los cuales es un superventas titulado *24 minutos en el otro lado*. Este libro, editado en 2018 y que ha sido leído por millones de personas, trata sobre su ECM y cómo aprendió a vivir sin miedo a la muerte. Además de escritora, Tessa es socióloga y periodista. Ha viajado por todo el mundo trabajando con organizaciones no gubernamentales y realizando labores humanitarias.

Tessa explica por qué no concede entrevistas habitualmente: «A mí lo que me gusta es escribir para poder ayudar a las personas». Prefiere pasar su tiempo respondiendo correos y hablando con la gente a través de las redes sociales.

Tessa es andaluza, pero tiene un vínculo especial con Latinoamérica. Sus hijas nacieron en Costa Rica y ella ha estado varias veces en la región realizando labores humanitarias desde que tenía veinte años. Aprecia la calidez y la cercanía de la gente que vive en esos países del continente americano.

Tessa compartió la experiencia que vivió como consecuencia de una enfermedad rara e incurable. Los médicos le dijeron que no había tratamiento y que su cuerpo estaba colapsando. Le dieron una semana de vida, tal vez diez días como máximo.

En ese momento, Tessa se aterrorizó. Decidió no decirle a su familia que iba a morir. No podía soportar la idea de causarles más dolor, especialmente a su madre, que ya había sufrido varias pérdidas. En cambio, escribió una carta destinada a cada uno de sus seres queridos, despidiéndose para cuando llegara el momento. También arregló la custodia de sus hijas y dejó todo por escrito en un notario.

Durante esos días, Tessa vivió en silencio con su diagnóstico. A pesar de que su cuerpo comenzaba a mostrar signos de su enfermedad, ella insistía en que estaba bien. Incluso asistió a una boda familiar, donde la gente comentaba lo delgada y enferma que parecía.

Unos días después, mientras recogía a sus hijas del colegio, Tessa comenzó a sentir los síntomas de un infarto. Sabía que estaba llegando a su fin, pero decidió no ir al médico. En su lugar, decidió dejar que sucediese lo que tuviera que suceder.

24 minutos en el otro lado

Mientras esperaba a sus hijas fuera del coche, comenzó a sentir que el infarto se acercaba. En ese momento, una mujer con dos niños pequeños la ayudó. La llevó a una pequeña clínica que estaba justo enfrente. Aunque Tessa no puede contar toda la historia por respeto a las personas que están leyendo su libro, agradeció a esa mujer por salvarla.

Tessa, enfrentándose a la muerte a una edad temprana, se encontró luchando con un dolor emocional inmenso. Ansiaba que todo terminara lo más pronto posible. En medio de su angustia, se encontró en una camilla, desconectada de su cuerpo pero aún vinculada con él. Ya no sentía dolor, ni físico ni emocional, y se sentía increíblemente cómoda.

Hubo un momento en el que se dio cuenta de que el cuerpo que había en la camilla era el suyo. Mientras intentaban reanimarla, hubo momentos en los que parecía que tiraban de ella hacia abajo. En uno de esos momentos, se vio a sí misma y se dio cuenta de que era ella. Aunque no era consciente de que estaba muriendo, suplicaba que no la despertaran, que la dejaran dormir, porque ya no sentía ningún dolor.

En ese momento, algo tiró de ella, y se encontró con una persona que la recibió. Vio una luz cegadora y, aunque seguía sin ser consciente de que iba a morir, se sintió atraída por el resplandor. Desde su experiencia en 2007, Tessa ha estado investigando el tema y recabando testimonios. Según su investigación, todos experimentan lo mismo cuando ven la luz blanca: se sienten atraídos por ella, como si estuvieran volviendo a casa después de un largo viaje.

Tessa cree que nuestra alma sabe cómo nacer y cómo morir.

Según ella, ningún espíritu queda atrapado en ningún lugar, llorando o sufriendo. Todas las almas van al mismo lugar, todas se reúnen al final en el mismo paraje.

Durante su experiencia, Tessa se encontró con seres de luz y con quien considera su guía espiritual. Aunque nunca había oído hablar de estas ideas antes, se sintió emocionada y casi lloró, porque todo lo que decía le resultaba familiar. Creía que todo el proceso era para volver a casa, aunque no podía explicarlo, solo lo sentía.

Tessa, enfrentándose a la muerte, no mencionó haber visto un túnel, una imagen comúnmente asociada con las ECM. En cambio, describió una luz blanca deslumbrante, pero no en forma de túnel. En ocasiones, comentó, la luz puede ser circular, puede envolver todo o puede aparecer como una enorme puerta horizontal.

Cuando vio la luz, sintió una sensación de bienestar y de estar en casa. Aunque no era consciente de que estaba muriendo, sabía que había gente esperándola.

En medio del resplandor, Tessa vio a una persona que conocía, alguien que había fallecido muchos años antes. Esta persona, que no esperaba verla allí, le impidió cruzar hacia la luz. Tessa se enfadó con su padre, que había muerto cuando ella tenía veinticuatro años, por no estar allí para recibirla. Sin embargo, más tarde comprendió que, si hubiera visto a su padre, se habría ido con él, y eso no era lo que debía suceder.

Esa figura, que estaba en medio de la luz, le decía: «No, no, todavía no». Tessa no entendía a qué se refería, pero sabía que quería ir hacia la luz. Sentía que la luz era su hogar, el hogar de su alma.

En ese momento, vio a unos seres detrás de ella, seres de luz.

Estos seres pueden tomar diferentes formas para cada persona, dependiendo de lo que les resulte más reconfortante. Para Tessa, todos los seres de luz eran iguales, excepto su guía espiritual, que tenía rasgos un poco diferentes.

En varios lugares al mismo tiempo: algo difícil de explicar

Estos seres de luz la llevaron a dar un paseo por el universo. Aunque le resulta difícil describirlo, Tessa recuerda ver la luna y el sol y viajar a una velocidad más rápida que la luz. En un momento dado, vio dos luces muy bonitas y los seres de luz le indicaron que se fijara en ellas. Años después, vio una foto en internet que le recordó a lo que había visto durante su ECM.

Tessa se dio cuenta de que estaba muerta cuando los seres de luz la llevaron de vuelta a la Tierra. Pero la Tierra que vio era diferente. Se encontró en un valle verde, con un hermoso lago abajo, rodeada de naturaleza en su estado más puro. Podía ver a los animales y sentir el latido de los corazones de los seres vivos, incluso del aire. En ese momento, se dio cuenta de que estaba en la Tierra, pero de una forma diferente a como ella la conocía.

Durante su experiencia, Tessa estuvo en varios lugares a la vez. Estuvo en la cocina con su madre, quien sintió su presencia y pensó que era el espíritu de su padre fallecido. También estuvo en el coche con su hermana, intentando hablar con ella, pero su hermana no podía oírla.

En el lago, vio a una persona que estaba a punto de suicidarse. Su guía espiritual le dijo que, si quería, podía evitarlo. Sin entender completamente lo que eso significaba, Tessa corrió hacia la persona e intentó abrazarla para evitar que se lanzara al vacío.

Aunque la persona seguía llorando, Tessa sintió una gran tristeza por primera vez durante su experiencia.

Los seres de luz le dijeron que podía evitar la muerte de la persona, pero que tenía muy poco tiempo. Después de despedirse de ellos, Tessa tuvo que hacer un gran esfuerzo para regresar a su cuerpo. Y, aunque le costó mucho, finalmente logró hacerlo.

Cuando Tessa abrió los ojos, los médicos y todos los presentes quedaron asombrados. No podían creer que siguiera viva, ya que clínicamente había estado muerta. Fue justo cuando llegó la ambulancia que Tessa despertó. Los médicos no podían dar crédito a lo que estaba sucediendo.

Tessa les contó todo lo que había experimentado durante su ECM, incluidas las conversaciones que había escuchado y lo que habían hecho los médicos. Les describió hasta el más mínimo detalle con tal precisión que quedaron asombrados. No podían entender cómo era posible que ella supiera todo eso si había estado clínicamente muerta.

La primera frase que dijo Tessa cuando abrió los ojos en la unidad de cuidados intensivos fue: «Todos somos uno y todo es uno». En ese momento, se sentía conectada con todas las personas que estaban allí, con los médicos, los celadores, las enfermeras, los pacientes. Sentía que todos somos uno, que ella formaba parte de todos.

Por qué vivimos y por qué morimos

Tessa reflexionó sobre cómo los seres humanos han pasado miles de años preguntándose por qué estamos aquí. Después de todo lo que había experimentado, llegó a la conclusión de que la vida es muy sencilla. Aprendió que hemos venido para servir a los demás, amar, vivir y ser felices. Comprendió que la mayoría de los miedos que tenemos están en nuestra mente y que la sociedad se beneficia de que vivamos atemorizados.

También habló sobre cómo nuestra cultura ha visto en la muerte algo espantoso. Sin embargo, después de su experiencia, llegó a la conclusión de que morir no es un proceso del que debamos tener miedo. Su historia es un testimonio de la resiliencia humana y una inspiración para aquellos que enfrentan desafíos similares. Su experiencia nos recuerda que, aunque la muerte puede ser un momento de tristeza y desolación para los seres queridos a los que dejamos, también puede ser una experiencia de regreso a casa, de regreso al lugar de donde salieron nuestras almas antes de venir a la Tierra.

Después de su ECM, ve ahora la muerte como un ser amoroso que te da la mano para que no te vayas solo al otro lado. Para ella, la muerte es ese puente maravilloso, ese ser de amor que viene a decirte que no estás solo, que te lleva a casa otra vez.

Tessa se dio cuenta de que todos somos uno y todos formamos parte de algo muy grande, muy superior a nosotros mismos. Aunque no creía en Dios antes de su experiencia, ahora cree en algo que es mucho más grande que nosotros. Llama «Dios» o «Universo» a este ser superior, pero lo importante es que existe y que todos formamos parte de él.

Aprendió que cuando un ser querido ha decidido que quiere marchar, debemos dejar que muera en paz. En lugar de llorar y montar una tragedia, debemos mostrarle nuestro amor y decirle que puede irse en paz.

Tessa también habló sobre cómo muchas personas que están al borde de la muerte pueden dar lecciones de vida y enfrentar su tránsito con dignidad. A través de su trabajo cuidando y acompañando a enfermos terminales y moribundos, aprendió mucho de ellos.

Según Tessa, nuestros seres queridos que han fallecido están con nosotros. Aunque no seamos capaces de verlos, podemos sentir su presencia y recibir señales de ellos. Tessa cree que, si estamos abiertos a ello, podemos percibir estas señales y saber que nuestros seres queridos nos acompañan.

Qué ocurre con los suicidios

Tessa Romero trabaja desde 2007 con personas que han intentado acabar con su propia vida. A través de las experiencias acumuladas, ha llegado a la conclusión de que las personas que se suicidan no han encontrado su camino en la vida. Sin embargo, eso no significa que su muerte sea una tragedia o una vergüenza. Al contrario, Tessa cree que cada vida, incluida la de aquellos que han decidido terminar con la suya, tiene un propósito y un significado.

Tessa también habla sobre cómo la sociedad y algunas religiones tratan el suicidio como un tabú. Según ella, esto solo sirve para estigmatizar a las personas que se han suicidado y a sus familias. En lugar de avergonzarnos, Tessa cree que deberíamos hablar abiertamente sobre el suicidio y ofrecer apoyo a aquellos que están lidiando con pensamientos suicidas.

En cuanto a su futuro, Tessa ha encontrado un nuevo propósito en la vida después de su ECM: continuar ayudando a las personas a través de su trabajo y sus escritos. Sus libros, como el ya mencionado *24 minutos en el otro lado* y *Espíritus en la hoguera*, detallan su experiencia y ofrecen consuelo y orientación a aquellos que están lidiando con la pérdida de un ser querido o que están luchando con pensamientos suicidas. En 2023 se sumó a ellos *Los animales también van al cielo,* donde trata un tema pocas veces afrontado: qué ocurre con los animales, algunos de ellos mascotas de diferentes personas durante su vida, al morir. Y planea seguir escribiendo libros que no solo hablen sobre el duelo y la esperanza, sino también sobre el lazo mágico que une a las personas y el misterio de la vida.

Según Tessa, el amor es indestructible y también lo más grande que existe en el universo. Aunque un ser querido pueda haber fallecido, su amor sigue existiendo y, con el tiempo, ese amor se integra en nuestras vidas y llena el vacío que dejó su ausencia.

16

La ECM de Jesús Alonso Gallo, emprendedor e inversor en serie

Jesús Alonso Gallo ha dejado una profunda huella en el mundo empresarial durante las últimas tres décadas y media. Su trayectoria es un testimonio de versatilidad y tenacidad, habiendo ocupado roles de liderazgo en *marketing* y ventas en diversas empresas y fundado cuatro empresas por su cuenta. Tres de estas empresas encontraron nuevos hogares con compradores prominentes: por ejemplo, Dro Soft fue adquirida por la multinacional estadounidense Electronic Arts, mientras que Restaurantes.com pasó a manos del Grupo Michelin.

Hoy en día, Jesús no solo es un inversor en serie, sino también un educador y mentor que comparte su experiencia y sus conocimientos con la próxima generación de emprendedores. Colabora con varias instituciones, tanto públicas como privadas, entre las que destacan la Universidad Complutense, la Escuela de Organización Industrial, la escuela de negocios EAE y el Máster de Emprendedores del Instituto de Pensamiento Positivo.

Desde su juventud, Jesús tenía dos metas claras: poseer un BMW rojo de dos puertas y convertirse en millonario antes de cumplir los treinta años. Con el fin de alcanzar estos objetivos, comenzó a trabajar a la temprana edad de dieciocho años como vendedor de seguros para financiar sus estudios. Siempre se consideró a sí mismo un estudiante en cada puesto que ocupaba, absorbiendo conocimientos y aportando valor a las empresas para las que trabajaba.

Su carrera dio un giro cuando se enteró de que unos amigos estaban planeando lanzar una *start-up* de videojuegos. Con apenas veintitrés años, se unió al proyecto como director comercial. La empresa, Dinamic Software, se convirtió en un éxito en la llamada «edad de oro del *software* español». Jesús continuó ascendiendo en su carrera, ocupando puestos de liderazgo en Dinamic Multimedia, Dro Soft y FX Interactive, todas ellas empresas de videojuegos. Dinamic fue reconocida con el Premio a la Mejor Empresa de 1987, lo que llevó a Jesús y a su equipo a la portada de *El País Semanal* bajo el título «Genios del ordenador».

Después de vender su participación en FX Interactive, Jesús decidió abandonar el sector de los videojuegos. Con dinero en el bolsillo, se embarcó en su cuarto emprendimiento, esta vez en el sector de la gastronomía y la restauración, una de sus grandes pasiones. Creó una plataforma gratuita de reservas *online*, Restaurantes.com, que se convirtió en líder nacional en ese ámbito. En este camino, el Grupo Michelin anunció la adquisición de la compañía, cumpliendo así la predicción que Jesús había escrito en un *post-it* pegado en la puerta de su frigorífico. Y esto segundo pasó después de una ECM que, sin duda, emocionará a quien la lea.

Un error en una operación que cambió su vida

Vamos a situarnos en los días previos a la ECM de Jesús. Habituado a someterse a intervenciones por granulomas en las cuerdas vocales, afrontó una de estas nuevas citas, a finales de octubre de 2008, con la familiaridad de quien se dirige a un procedimiento rutinario, específicamente a un quirófano.

En el hospital le asignaron la habitación número 13, un detalle que tanto a él como a su esposa, Esther, les generó cierta incomodidad. No obstante, se percibió un cambio en el ambiente. La actitud cariñosa de Esther marcó una diferencia notoria, creando un vínculo más allá de las frías instalaciones hospitalarias.

La noticia de una demora en la operación les brindó tiempo adicional. Como respuesta, Jesús y Esther decidieron aprovecharlo, sellando la espera con un encuentro apasionado en el baño que desafiaba la solemnidad del entorno. Un acto de conexión emocional que transcurrió entre la ansiedad preoperatoria y la promesa de la mejora tras la intervención.

En el quirófano, Jesús desplegó su conocida faceta emprendedora al hablar con el personal médico sobre el emprendimiento en que por entonces centraba su energía (Restaurantes.com). Sin embargo, su atención se desvió hacia un bisturí láser, extraído de su envoltura como si fuera un paquete común. Una investigación posterior reveló que aquello constituía una mala praxis médica.

El punto culminante ocurrió cuando el bisturí láser, mal calibrado, cerró la glotis de Jesús. Las maniobras desesperadas para revertir la situación quedaron grabadas en su memoria antes de caer en un sueño inducido.

El despertar en la UCI representó una desconexión abrupta

con la realidad. Atado y con dificultades para comunicarse, Jesús experimentó una escena caótica de sangre y agujas. La entrada de Esther, ataviada como un astronauta para acceder al área, añadió un toque surrealista a la situación, reflejando el terror en su rostro ante la gravedad de lo que estaba viendo.

Cada día en la UCI se convirtió en una prueba de resistencia: un pulmón perforado, un edema subcutáneo que lo inflaba como un muñeco Michelin y la pérdida momentánea de la visión en un ojo.

Cada palabra expresada por Jesús, plasmada con papel y bolígrafo, reveló una lucha contra la adversidad. Aquellos trece días y sus noches en la UCI no fueron simplemente una batalla física, sino una inmersión en la complejidad de la experiencia humana frente a la proximidad de la muerte. Cada latido representó una resistencia, cada suspiro una victoria en su camino hacia la recuperación.

El momento en el que Jesús sale de su cuerpo

Jesús, sumido en la narración de sus vivencias, revive aquel momento crítico en el hospital. Mientras su brazo se veía inundado de sangre, un cardiólogo, que casualmente estaba visitando a uno de sus pacientes, irrumpió en la escena. Gritó a las enfermeras, exigiendo con urgencia el medicamento necesario para detener la hemorragia.

La enfermera, con diligencia, preparó las dos unidades del medicamento, cuyo nombre Jesús apenas alcanza a recordar. Sintió que el líquido recorría su torrente sanguíneo, percibiendo su temperatura. Fue en ese instante, sin discernir si era el corazón o el cerebro, cuando todo se volvió borroso y se desvaneció. Jesús se vio fuera de su cuerpo, desde una posición alzada, sin tocar el suelo.

El experto cardiólogo comenzó a suturar el agujero por donde manaba la sangre. Al despertar, Jesús se sorprendió al constatar que aún estaba vivo. Este episodio se repetiría varias veces, cada una de ellas llevándolo a la experiencia de estar fuera de su propio cuerpo, observando desde la periferia mientras perdía la conciencia.

Ingresó en el hospital a finales de octubre de 2008, permaneciendo casi dos semanas en la UCI. Tras unos días más en planta, finalmente recibió el alta. Este período crítico marcó la transición hacia el lanzamiento de Restaurantes.com en mayo del año siguiente. Sin embargo, la travesía de Jesús no se detuvo aquí.

La lucha bajo los efectos de la anestesia general se volvía instintiva, llevando a que le ataran las piernas y los brazos para garantizar la eficacia del tratamiento. En medio de estas experiencias límite, Jesús reflexionaba sobre la aceptación de la muerte: «En esos momentos, las preocupaciones familiares desaparecen, dejando una sensación de calma y aceptación». Flotando fuera de su cuerpo, observaba los esfuerzos médicos desde una perspectiva única, como si estuviera en una sala de espera para el siguiente capítulo de su existencia.

Mientras comparte sus experiencias en un tono reflexivo, Jesús aborda las fases de las ECM. Como se ha mencionado, estas fases se deducen de los más de 10 000 casos clínicos bien documentados.

Jesús vivió la primera fase, que implica la percepción de una experiencia hiperreal. Es el momento en que los individuos describen la vivencia como más real que la vida cotidiana. Recuerda haber pensado únicamente en sí mismo durante este periodo, sumergido en una introspección profunda.

También vivió la segunda, la experiencia fuera del cuerpo, en la que los individuos pueden sentir que han salido de su cuerpo físico y observar su propio cuerpo y los acontecimientos que ocurren a su alrededor desde una perspectiva externa.

Al relatar su propia experiencia, Jesús explica que estaba flotando, observando a los nerviosos médicos desde una posición elevada, lejos de la sensación física de encontrarse de pie en el suelo.

No vivió, sin embargo, una tercera fase, donde hay pacientes que llegan a escuchar pensamientos de otros o explican acontecimientos que están sucediendo en otros lugares. Reconoce que no llegó hasta ahí ni experimentó percepciones inusuales, aunque hubiera deseado vivirlas.

Jesús compartió su experiencia de paz profunda durante este momento, marcando su perspectiva transformada hacia la vida. «No llego a recordar si tuve encuentros con otras personas o a distinguir si se trataba de conversaciones con mi abuelo Gabriel, un hombre emprendedor que marcó mi infancia y con el que tuve una gran conexión.»

Quedarse sin habla, una posibilidad real

Tras su recuperación, Jesús aceptó la posibilidad de no volver a hablar, como ya le habían anticipado los médicos. Se sumergió en un proceso de aceptación, acompañado por un equipo de psicólogos y psiquiatras, enfrentándose al desafío de construir una nueva vida tras las secuelas de aquella experiencia.

«Cuando los médicos me dijeron que podría quedarme sin

habla el resto de mi vida, yo solía escribir en un cuaderno y les decía que me ganaba la vida hablando. Me explicaban que la tecnología había avanzado y que podía hablar a través de un sintetizador de voz con el ordenador. Me aseguraban que sería feliz, aunque la situación cambiara al no poder hablar. Gracias a ese trabajo, logré salir del hospital aceptando que mi vida iba a ser diferente. El milagro es que lo que hago ahora está conectado con esa experiencia. Escribo cada día, algo que empecé a hacer en la UCI cuando no podía hablar, aunque ahora sí pueda hacerlo. Esto me permite realizar mi misión, que es ayudar a otros a emprender, invertir, ser felices y comprender que la vida es un privilegio», explica el propio Jesús.

Y añade: «Respecto a la recuperación de mi voz, después de la intervención inicial cambié de equipo médico. Acudí al director de otorrinolaringología del Hospital de La Paz, en Madrid. Me sometí a otra intervención y resolvieron el problema. Con la ayuda de una foniatra, logré recuperar mi voz de manera sorprendente».

«Sobre situaciones inexplicables en mi vida, hay cosas que van más allá de las casualidades. Mi encuentro y posterior matrimonio con Esther —la niña de la que me enamoré siendo crío— después de divorciarme es un ejemplo. Cada experiencia aparentemente negativa, como el divorcio, resultó ser una bendición de Dios, aun siendo yo ateo hasta mi ECM. Además, en medio de todas estas situaciones causales, mi hermano superó un cáncer incurable y tuvo hijos, desafiando todas las expectativas médicas, pues lo habían diagnosticado como 100 % no fértil», continúa.

La lección está muy clara para Jesús: «La conclusión a la que llego es que soy un privilegiado, y cada cosa que me ha sucedido tenía una razón de ser. Desde ser ateo, luego agnóstico, hasta tener la certeza de la existencia de Dios, siento su presencia cada día. En la *Ilíada* de mi vida, Dios estaba presente en mi muerte y resurrección. Mi experiencia y la de mi hermano parecen ir más allá de explicaciones científicas, lo que refuerza mi convicción en la existencia de lo divino».

Una vida llena de casualidades

A los cuarenta años de edad, Jesús se casó por segunda vez, en esta ocasión con Esther, la mujer de la que se enamoró cuando era un niño. Pero antes de ese reencuentro, apareció el cáncer *a priori* terminal de su hermano.

Jesús recuerda cómo acudía con su propio hijo a visitar a su hermano, debilitado por la enfermedad. Mientras su esposa y él trabajaban, el enfermo, en su milagroso proceso de curación, cuidaba al bebé.

Fue un momento significativo para el hermano de Jesús, que sacaba fuerzas para cuidar y alimentar a su sobrino. Su madre, muy religiosa, consideraba que era un milagro de Dios, resultado de las oraciones de mucha gente. Los oncólogos no podían explicar científicamente su recuperación después de una cirugía extensa para tratar un cáncer de huesos que habían diagnosticado como terminal.

En cuanto a su convicción sobre la existencia de Dios, Jesús se basa en lo que siente. No manifiesta su preferencia por ninguna religión, pero experimenta la presencia de Dios en aspectos cotidianos. Esto se refleja en la tranquilidad que siente al reconocer su presencia en la música, en la mirada de los niños, en los animales y en manifestaciones naturales.

A Jesús no paran de sucederle causalidades llenas de vida. Es una mente brillante con una conversación magnífica. Desde principios de 2023 y tras sufrir un infarto en enero de ese año, escribe cada día un correo electrónico sobre la vida, el emprendimiento y las inversiones. Si quieres recibirlo gratis, solo tienes que apuntarte en su web *jesusalonsogallo.com*. Tanto si eres empresario y emprendedor como si no, tendrás la ocasión de leer a una de las personas más interesantes que he conocido en mi vida.

17
La ECM del médico José Morales

Debemos decir que este último capítulo, en el que se narra un caso real de ECM, se nos ha resistido. Acabamos de escribir el resto del libro meses antes, a falta solo de completarlo con el testimonio de una persona que hubiera experimentado una ECM y cuya credibilidad estuviera fuera de dudas para el lector.

Encontramos algunas personas que tenían este tipo de experiencias y que, según nuestro parecer, también disponían de la esperada credibilidad. Pero, por diferentes circunstancias, finalmente decidieron no contar su historia. La vida dirá si, en un futuro, se la quieren explicar al mundo.

No es sencillo compartir una ECM y tener la incertidumbre de cómo reaccionará tu entorno personal y profesional.

Tras conocer algunos casos de ECM que, por el momento, no pueden ser difundidos, había comentado en algunas ocasiones con el doctor Sans Segarra y el equipo de la editorial que el tiempo determinaría si el libro ya estaba acabado o si, antes de publicarlo, encontraríamos el testimonio que lo completara.

De hecho, el día que encontré al protagonista de este capítulo, el doctor José Morales, por la mañana había estado con Manuel Sans Segarra preparando la grabación de vídeos para su recién estrenado canal de YouTube.

En los tres meses que transcurrieron entre la escritura del capítulo anterior y la de este último han sucedido muchas cosas. Cada vez más personas parecen estar interesadas en conocer mejor la Supraconciencia y lo que la ciencia dice acerca de la vida después de la vida. Al menos así lo atestiguan las crecientes visualizaciones en los canales y redes sociales del doctor Sans Segarra.

¿Por qué un profesional de la salud? ¿Por qué un médico?

Para nosotros, acabar este libro con una ECM contada por un médico era relevante. El doctor Sans Segarra ha explicado a lo largo de estas páginas sus experiencias en primera persona con sus pacientes. Uno de los casos narrados, por ejemplo, corresponde a una profesional de la salud, compañera de hospital, que sufrió un accidente de tráfico.

Los ejemplos de ECM experimentados por médicos de reconocido prestigio no son escasos. Entre ellos, uno de los más conocidos y valorados es el del neurocirujano estadounidense Eben Alexander, profesor de la Escuela de Medicina de Harvard y autor del libro superventas *La prueba del cielo*. En 2008, Alexander experimentó una ECM mientras estaba en coma por una meningitis.

Durante su ECM, Alexander afirmó haber viajado a un reino celestial lleno de belleza y paz. Describió haber visto una luz brillante, seres angelicales y un campo de flores multicolores. También experimentó una profunda conexión con el amor y la sabiduría universales.

Al despertar del coma, Alexander se sintió completamente transformado. Su experiencia lo llevó a cambiar su visión del mundo y lo convenció de la existencia de una vida después de la muerte.

Hasta ese momento, Alexander era contrario a concebir las ECM como un fenómeno argumentable científicamente, y las consideraba alucinaciones e incluso tonterías sin relevancia. «Como doctor en Medicina, con una larga trayectoria profesional en prestigiosas instituciones como Duke y Harvard, yo era el perfecto escéptico. Un tipo al que, si usted le contara su ECM o la visita que recibió por parte de su tía muerta para comunicarle que todo iba bien, lo hubiera mirado y le hubiese dicho, con compasión, pero tajantemente, que era una fantasía», son palabras del propio Eben Alexander.

Cómo llegamos al doctor Morales

La mañana del miércoles 20 de marzo de 2024 estuve preparando los primeros vídeos del canal de YouTube del doctor Sans Segarra junto con el equipo de producción.

Tuve la oportunidad de compartir con el doctor mi inquietud porque, para el último capítulo, no acababa de encontrar a la persona que explicara su caso. En las últimas semanas me había llegado el mensaje de una médica de familia en activo, pero finalmente descartó compartir su experiencia. Lo entendía, por supuesto, y a la vez quería encontrar el testimonio idóneo para completar un libro cuya misión principal es ayudar a las personas. Con esta ECM de José Morales, siento que nuestra intención se cumple.

La noche de ese miércoles volví a abrir YouTube. Descubrí la historia de cuatro médicos españoles que explican su ECM en internet, con más o menos detalles. Escribí en ese momento a tres de los cuatro protagonistas. Uno de ellos, José Morales del Río, no solo me respondió, sino que lo hizo a los pocos minutos de haberle escrito.

Días después, me contestó también otra médica, aunque por el momento no hemos avanzado en su capítulo. Quizá deberá esperar a otro libro.

Hablé con José por teléfono durante casi una hora aquella misma noche. De nuevo aparecen aquí casualidades cuya interpretación queda a criterio del lector.

El doctor Morales fue el invitado que precedió a Manuel Sans Segarra en el canal de YouTube en el que vi a este por primera vez, aquel domingo 30 de abril de 2023. De hecho, José me comentó que ya conocía y había visto al doctor Sans Segarra, y que había compartido este dato con la periodista que lo entrevistó, Maria Martí, del canal Mientras Viva.

Durante la redacción de este capítulo, tuve la oportunidad de hablar con Maria, quien me relató que también conocía ya previamente al doctor Sans Segarra, incluso antes de la charla, tras haberlo visto en una conferencia en la localidad catalana de Calella.

Dedicado a la medicina familiar

La infancia de nuestro protagonista, leridano nacido en 1960, transcurrió en un barrio obrero. A pesar de la modesta condición social de su familia, la niñez de José estuvo marcada por la felicidad. De carácter dócil, introvertido y sedentario, desarrolló una profunda pasión por la lectura y la música, aficiones que cultivó con fervor dentro de las posibilidades de la época.

Cuando, al final de la secundaria, tuvo que elegir carrera, en un principio se inclinó por estudiar Psicología en la Universidad de Barcelona, fascinado por la complejidad del comportamiento humano. Sin embargo, las circunstancias lo llevaron a tomar un camino diferente. En 1977 se inauguró la primera promoción de Medicina en la ciudad de Lleida, una oportunidad que le permitía costear los estudios viviendo en casa, frente al importante gasto que suponía el trasladarse a Barcelona.

Aunque no había sido su opción inicial, la posibilidad de estudiar cerca de casa y aliviar la carga económica familiar lo llevó a decantarse por esta carrera. Desplazarse a la capital catalana habría supuesto un desembolso muy importante, teniendo en cuenta que José habría necesitado encontrar un piso o un colegio mayor donde residir.

Una vez inmerso en el mundo de la medicina, su interés se dirigió hacia la neurología y la psiquiatría, disciplinas que exploraban los misterios del funcionamiento cerebral y la mente humana. Sin embargo, el destino lo condujo finalmente hacia la medicina familiar, una especialidad que le brindaría la oportunidad de dar atención integral a sus pacientes y acompañarlos en las diferentes etapas de su vida.

En este camino de descubrimiento personal y profesional, la

pasión por la lectura y la música continuó siendo un faro que iluminaba su existencia. A través de los libros y las melodías, nuestro protagonista encontraba refugio, inspiración y una ventana a otros mundos, una constante que sin duda siguió nutriendo su espíritu a lo largo de su trayectoria como médico.

Reencuentro con un amigo

A principios de 2022, el doctor José Morales se encontraba convaleciente de una arritmia cardiaca. A la espera de una intervención quirúrgica, controlaba su afección con medicamentos. Un día, tras incorporarse de la siesta, se vistió en la penumbra de la habitación. Lo que sucedió después es algo que no recuerda exactamente: de alguna forma, perdió el conocimiento y se desplomó al suelo.

José no tiene la certeza de cuánto tiempo estuvo inconsciente, aunque probablemente fue menos de un minuto, en el que se desencadenó todo lo que se recoge en las siguientes páginas. Tuvo que ser un lapso de tiempo breve, porque, si el paro cardiaco hubiera durado más de un minuto, es posible que le hubieran quedado secuelas neurológicas más o menos evidentes, y no fue el caso. Por su experiencia médica y por lo que vivió, está convencido de que sufrió un paro cardiaco, aunque, al no estar monitorizado mediante un electrocardiograma y haberle sucedido en su casa, a nivel médico fue registrado técnicamente como un síncope con pérdida de consciencia.

Obviamente, en nuestra dimensión temporal, menos de un minuto no sería tiempo suficiente para vivir todo lo que José explica. Debe entenderse que el espacio-tiempo en lo que sucede durante las ECM no es el habitual para nosotros, sino que pertenece a otra dimensión. La mecánica cuántica, como hemos visto en este libro, lo explica con hechos objetivables y fundamentados.

Tras caer, el siguiente recuerdo del doctor Morales es verse a sí mismo desde una perspectiva extraña. Se encontraba de pie, observando su cuerpo semirreclinado e inerte en un rincón, encajado entre un mueble y la pared. A pesar de la escasa luz que entraba por la persiana bajada, la escena era nítida. Su yo erguido se sentía perfectamente, sin ningún tipo de dolor ni incomodidad.

De repente, un remolino azul turquesa lo envolvió todo. Cuando se recuperó, se encontraba en un espacio oscuro y sin límites, con una luz blanca y brillante en el cenit. Un zumbido grave y oscilante llenaba el ambiente, creando una atmósfera extraña pero no desagradable.

A gran velocidad, fue transportado hacia la luz. En un tiempo que no le pareció largo, se encontró en un espacio inmenso y luminoso, como si saliera de una oscura cueva a la cima de una cumbre en un día soleado. Su mente estaba completamente clara y sus sentidos se habían agudizado, aunque no los necesitaba en un entorno tan puro y sereno.

Una paz inmensa lo invadió, llenándolo de bienestar interno y externo. A su alrededor se extendía un paisaje rural de montaña, bello como una postal alpina en primavera. La temperatura era perfecta; la luz, radiante, y el silencio solo lo rompía una música celestial que le recordaba las composiciones de Vangelis o de la New Age.

Ese espacio se fue tornando cada vez más blanco y neutro, hasta convertirse en una inmensidad luminosa que no molestaba la vista. Al sentir una presencia a su espalda, se giró hacia la izquierda y vio a Tomás José, un amigo entrañable que había fallecido en 1983 debido a un tumor cerebral.

Tomás José vestía un traje oscuro y formal. Aunque su aspecto era elegante, no tenía la cicatriz y deformidad en el cráneo que le dejó la operación del tumor. Lo más sorprendente era que, a pesar de haber sido invidente desde la intervención, ahora parecía tener vista. Sin embargo, no lo miraba a los ojos ni abría los brazos para recibirlo. Su mirada transmitía tristeza y un mensaje claro: «No vengas, continúa el proceso». No lo dijo. El doctor Morales simplemente lo supo al verlo.

Conociendo el gran cariño que su amigo le tenía, el protagonista de este relato comprendió que algo importante estaba sucediendo. A pesar del intenso deseo de abrazarlo, se contuvo, entendiendo que su amigo, desde el amor que le profesaba, le transmitía sin palabras que debía seguir adelante.

La empatía elevada a la enésima potencia

Al apartar su atención de su amigo, José Morales reparó en la presencia de un ser blanco y luminoso a su derecha. Era hermoso, bondadoso y de gran tamaño, pero no intimidante en absoluto. De él emanaba una inmensa comprensión, empatía y aceptación.

En un instante, toda su vida pasó por su mente. No solo los momentos más relevantes, sino también otros aparentemente intrascendentes. No era como ver una sucesión de fotogramas, sino que se asemejaba a contemplar simultáneamente un mosaico de imágenes en una pared, conocidas hasta el más mínimo detalle y ahora apreciables en su conjunto desde una perspectiva distante.

Lo que más le impactó fue la capacidad de sentir las sensaciones y emociones de las personas involucradas en cada recuerdo. No solo revivía lo que había hecho, sino que también se hacía consciente del perjuicio que había causado en los demás. Esta experiencia lo dejó perplejo y lleno de remordimientos por el daño que había infligido en el pasado debido a su ignorancia.

Sin embargo, el ser luminoso le transmitía bondad y comprensión de forma no verbal. No era un razonamiento, sino un estado de ánimo que le decía: «No te preocupes, fue tu ignorancia, no pasa nada, la vida es así para todos. Cada uno hace lo que puede desde su estado».

A continuación, se dio cuenta de que tenía ante sí un umbral indefinido. Se le invitaba a pasar de forma amorosa y desde el bienestar. Se encontraba tan bien que no le hubiese importado traspasarlo, pero un sentimiento de culpa por el dolor que había generado lo invadió. Un grito interno resonó en su ser: «¡No puedo dejarlo así, quiero repararlo, he de volver!». Era como si sintiera la necesidad de limpiar su karma, y para ello necesitaba más tiempo. Entonces comprendió el mensaje de Tomás José: si lo abrazaba, ya no habría retorno, y él no deseaba eso para su amigo. Incluso hoy en día, al recordar este acto de extrema generosidad, las lágrimas brotan de sus ojos.

Miró al ser de luz, que comprendió su deseo de volver. Sin palabras, pero con amor, le dijo: «Haz lo que necesites, así también está bien».

Una sensación de caída hacia atrás y vértigo lo envolvió, similar a la que se tiene en una montaña rusa. Su siguiente percepción fue la de encontrarse de nuevo en el suelo, dentro de su cuerpo, tal como se había visto al principio de la experiencia extracorpórea. Sentía dolor y falta de fuerzas, y se incorporó con dificultad para volver a tenderse en la cama. En los minutos siguientes, con torpeza y cierta confusión, luchó por ordenar sus ideas y dar sentido a lo que había vivido.

Su regreso a la vida ordinaria fue gradual. Tardó varios meses en poder compartir la experiencia con alguien. Una noche de verano, durante una sobremesa con amigos y sin que viniera a cuento, José relató su historia —quizá sin tantos detalles— por primera vez.

¿Quién fue Tomás José?

El hoy doctor Morales conoció a Tomás José en la parroquia del barrio, donde se le pidió que le hiciera compañía, a finales de la década de 1970. El joven había sido intervenido, a los dieciocho años, de un tumor cerebral que le causó graves secuelas neurológicas, incluidas la ceguera y una notable torpeza en el lado derecho de su cuerpo. A pesar de las dificultades, Tomás José mantuvo una fe sólida y una actitud positiva ante la vida.

A lo largo de los años, forjaron una gran amistad y cariño mutuos. De hecho, ambos llegaron a compartir sus respectivos amigos, lo que contribuyó a que los dos vivieran una época muy feliz.

Tomás José mejoró mucho físicamente en ese tiempo, por lo que se entiende que la llegada a su vida de José Morales fue algo muy bueno para él. Así, su potencial interior se pudo manifestar. Sin embargo, cuatro años después, el tumor dio signos de reincidencia y, tras muchos meses de progresivo deterioro, el joven falleció.

A pesar de su infortunio, Tomás José siempre dio testimonio de una fe profunda, lo que le permitió vivir con aceptación y dignidad todo el sufrimiento aparejado a su enfermedad. Incluso en sus últimos momentos, se mantuvo fuerte y positivo. El último día que compartió una conversación larga con su amigo, le dijo: «José Antonio, rezo por ti». Estas palabras conmovieron profundamente al doctor Morales, quien aún hoy, cuarenta años después, recuerda a Tomás José con cariño y admiración.

Los días previos a la ECM

Cuando experimentó su ECM, José Morales se encontraba en una de las etapas más felices de su vida. Había logrado trasladarse al ambulatorio de La Rápita (Tarragona), en el delta del Ebro, un lugar que consideraba un paraíso, donde disfrutaba de su trabajo y de la vida deseada junto a su familia. La cordialidad de sus compañeros y la sensación de haber cumplido un sueño lo llenaban de ilusión.

Su única preocupación era su corazón. Una arritmia que había empeorado en el último año limitaba su actividad física, por lo que había iniciado los trámites para una intervención quirúrgica. Nunca antes había experimentado un síncope o una parada cardiaca, por lo que el incidente que desencadenó la ECM lo tomó completamente desprevenido.

La ECM del doctor Morales tuvo dos momentos claves.

El primero fue un reencuentro personal con Tomás José, quien, aunque inicialmente evitó abrazarlo, le transmitió una comprensión que nuestro protagonista asimiló más tarde.

El segundo momento fue la revisión vital empática, donde

José Morales revivió de forma casi instantánea numerosos momentos de su vida, tanto trascendentes como triviales. La mayoría de estos recuerdos se centraban en desaciertos o momentos egoístas que no lo enorgullecían. El rasgo particular de esta revisión era que el doctor experimentaba las sensaciones físicas y emocionales (nudo en el estómago, falta de aire, decepción, tristeza, rabia) de las personas afectadas por sus acciones. José se preguntó más tarde por qué no recordó también sus acciones bondadosas, pero no ha sabido encontrar una respuesta. El resultado de esta revisión fue un malestar infinito, tanto físico (a pesar de no tener cuerpo) como emocional. Ante la invitación a cruzar un umbral que él percibía como punto de no retorno, el sentimiento de culpa y la necesidad de reparar sus errores pesaron más, por lo que se le indicó que podía regresar a su vida anterior si así lo deseaba.

Un cambio radical en la vida

A los pocos días de conocer a José Morales, con el que únicamente había mantenido conversaciones telefónicas o intercambiado mensajes de WhatsApp, podía percibir que es un ser bondadoso. Lo notaba en sus palabras, en cómo dice las cosas. Por eso quise preguntarle cómo es posible que, siendo una persona que desprende tal bondad, en su ECM precisamente recordara los momentos en los que tuvo actos que infligieron dolor emocional en otras personas y no aquellos en que las ayudó, a pesar de que estos últimos, estoy convencido, fueron muchísimos más. Y hablamos sobre el cambio que supuso la ECM en su día a día.

El cambio no llegó de forma abrupta, como una iluminación repentina. Le tomó varios meses asimilar la experiencia, que le generaba un profundo malestar interior, en lo que él mismo denominó como su «noche oscura del alma». Incluso con su vida recuperada, la ilusión se había esfumado, aunque no lo expresaba externamente. Poco a poco, fue constatando que reparar y ayudar a otros le hacía sentir mucho mejor.

Un día, llegó a su consulta una mujer mayor con una problemática médico-social similar a la que había angustiado a la madre del propio José. En su momento, él no había atendido adecuadamente a su madre, por lo que ese error había quedado grabado en su lista de «egoísmos». Esta vez, se tomó un interés personal y se implicó en resolver la situación de la paciente como debería haber hecho antes. Cuando todo se resolvió, sintió que su madre «le sonreía desde el otro lado».

En otra ocasión, contactó con alguien a quien había decepcionado en su juventud para disculparse. La persona restó importancia al asunto y ambos quedaron como buenos amigos. Poco después, esta persona se vio envuelta en una complicada situación de salud mental en el seno familiar, por lo que acudió a él buscando consejo experto. José se implicó de nuevo y le fue de gran utilidad en su resolución. Aunque no lo sabían, estas personas lo habían ayudado mucho más de lo que él las ayudó a ellas.

¿Por qué decidió explicarlo?

Durante una cena, seis meses después de su ECM, el doctor Morales decidió explicar su vivencia. Lo acompañaban su esposa, su hija y otro matrimonio de amigos íntimos con su hija, también adulta. Eran personas de total confianza, habían cenado bien y se encontraban en un relajado ambiente de noche de verano. Se sentía en un «entorno seguro», así que, entre bromas y risas, dijo: «Os voy a contar algo que os va a sorprender, pero es verdad». Cuando comenzó, lo interpretaron como uno de esos relatos de Halloween con final de chiste, una broma más. Sin embargo, a medida que avanzaba en su relato, se quedaron serios y sorprendidos. En el silencio posterior, su esposa dijo disgustada: «Recuerdo cuando viniste con un chichón. ¿Cómo has podido ocultármelo todo este tiempo?». «No pude compartirlo», respondió él. A pesar de todo, este fue el inicio para que José se encontrara mejor y marcó un punto de inflexión en su proceso.

Su experiencia lo transformó en un médico más empático e intuitivo. Algunos pacientes lo notaron y se lo mencionaron, a lo que él restaba importancia diciendo: «Solo hago mi trabajo».

Un día, después de haber hecho pública su experiencia con su círculo íntimo, una mujer que se sentía devastada por la pérdida de un hijo adolescente acudió a su consulta. Hablaron de la muerte, la posibilidad del más allá y la certeza personal que él tenía ahora a partir de su experiencia. La posibilidad de reencontrarse realmente con su hijo iluminó el rostro de la mujer y le brindó un consuelo que antes no tenía. En ese momento, el doctor Morales comprendió que darle visibilidad al fenómeno formaba parte de su misión de vida después de su regreso.

Aunque al principio tenía reservas por si esto afectaba a su credibilidad profesional, notó que no fue así. De forma natural, sin ninguna proactividad de su parte, se produjeron diversas entrevistas y charlas que dieron a conocer su experiencia. En ocasiones se ha cuestionado la realidad espiritual de su ECM, pero nunca su sinceridad como persona.

Fenómenos sin explicación tras la ECM

En los primeros meses después de su ECM, el doctor Morales experimentó algunos fenómenos de interferencias eléctricas —como pantallas de ordenador y bombillas de filamento que parpadeaban— y caídas inexplicables de objetos, que siempre relacionaba con una intensidad emocional al pensar en Tomás José. Cuando comprendió que eran pruebas de vida por parte de su amigo, estas señales cesaron. Ya no eran necesarias. Esa es su interpretación.

En la bibliografía científica se encuentran reflejados una gran cantidad de fenómenos paranormales inexplicables durante las ECM, algunos de ellos verificados de forma externa. Esto le resulta fascinante a José, dado que no tienen una explicación materialista plausible más sencilla.

De adolescente, el futuro doctor había leído el libro de Raymond Moody *Vida después de la vida* y, unos años antes de su ECM, llegó a sus manos *Al otro lado del túnel*, del conocido psiquiatra José Miguel Gaona, que fue un éxito de ventas y le encantó. Aclara que es un gran devorador de libros de no ficción y que lee sobre muchos temas diferentes por curiosidad intelectual.

Sin embargo, después de la ECM, José Morales desarrolló una verdadera obsesión por comprender lo que le había pasado. Buscó bibliografía y vio todos los testimonios que encontró en YouTube. Esto le aportó conocimiento, pero no paz interior. Lo que lo sanó fue compartir su experiencia y recibir respuestas de gratitud por alimentar la esperanza en una continuidad de la conciencia, más allá de la muerte física y el reencuentro con los seres queridos. Aunque nunca había tenido un miedo especial a la muerte, ahora no la teme en absoluto. En el ámbito laboral, dado que disfrutaba de su profesión como médico de familia, pensaba alargar su ejercicio profesional superada la edad de jubilación si se encontraba físicamente bien. La medicina es muy gratificante y José le debe muchísimo de lo bueno que ha ocurrido en su vida.

Tras vivir su ECM, todo cambió. José se desmotivó para mantener la continua actualización y entrega que requiere la profesión, y anhelaba tener tiempo para ahondar en la espiritualidad, la ayuda solidaria, y compartir momentos en su círculo íntimo. Por ello, se jubiló anticipadamente a los sesenta y tres años.

En la actualidad, el doctor José Morales dedica su tiempo a satisfacer su gran curiosidad por ahondar más en la espiritualidad, los textos sapienciales, las experiencias místicas y paranormales y las prácticas meditativas como el zen y el *mindfulness*. Una vez asimilada la ECM y comprendido el sentido profundo de la responsabilidad que una segunda oportunidad vital supone, ha reorientado su actividad hacia acciones solidarias desinteresadas. Para ello, ha creado la web *doctormorales.es,* donde las personas interesadas pueden ahondar en esta experiencia cercana a la muerte y ver algunas de las muchas entrevistas que le han hecho en diferentes canales de YouTube.

Conclusiones

> La ciencia no puede resolver el último misterio de la naturaleza. Y eso es porque, en última instancia, nosotros mismos somos parte del misterio que estamos tratando de resolver.
>
> A PARTIR DE UNA CITA DE MAX PLANCK

En la metodología de todo trabajo, las conclusiones constituyen un capítulo importante y sumamente práctico. El estudio y valoración de las ECM —un fenómeno trascendente muy frecuente—, primero con el método científico y luego desde el punto de vista cuántico, nos permite valorar antropológicamente al ser humano y obtener importantes conclusiones sobre su concepción existencial.

La formación del médico cirujano se estructura a partir del método científico cartesiano y newtoniano, racional y fundamentado en la observación y la experimentación. Los objetivos son intentar la curación o, si esta no es posible, la paliación, y siempre consolar al paciente y a sus familiares.

Ante cualquier fenómeno, ya sea orgánico o anímico, pretendemos responder a dos preguntas: cuál es la causa (la etiopatogenia) y cuál es el mecanismo íntimo de producción (la fisiopatología).

El método científico, racionalista, materialista, determinista y con gran escepticismo científico, considera la materia como el elemento estructural básico del universo. Su campo de acción es el macroscópico.

La interpretación científica del ser humano considera que está formado por materia. El cuerpo y la mente, con todas sus funciones anímicas, son un epifenómeno de la materia, del cerebro. La muerte física, como expresó René Descartes en su famosa frase «Pienso, luego existo», supondría así el fin de nuestra existencia. Por la segunda ley de la termodinámica, todo tiende a la entropía, al desorden, y la muerte condiciona una total desestructuración del organismo, con el cese de sus funciones. Al dejar de pensar, se deja de existir. Desaparece la conciencia local o neuronal de vigilia.

Los pacientes diagnosticados de muerte clínica por diversas causas presentan paro cardiaco, paro respiratorio, arreflexia y pérdida de la conciencia, a la vez que su electroencefalograma es plano, con una línea isoeléctrica a partir de los quince segundos. Practicando las medidas de reanimación cardiorrespiratorias, podemos conseguir reanimar a los pacientes en muerte clínica y recuperarlos. Algunos pacientes presentan, durante los minutos en que permanecen en ese estado, unas vivencias que definimos como experiencias cercanas a la muerte. Su valoración y estudio constituye la base de este libro.

El diagnóstico científico de las ECM las considera alucinaciones provocadas por la falta de irrigación, a la que el cerebro es sumamente sensible. La escasez o ausencia de sangre y oxígeno provoca en el cerebro, como hemos visto, anoxia, hipercapnia, hiperpotasemia, acidosis metabólica, afectación de las sinapsis neuronales, alteración proteica, destrucción de la membrana celular con transmineralización y muerte neuronal en pocos minutos.

Conclusiones

Pero el estudio y valoración de las ECM, comparadas con las alucinaciones, evidencia claras diferencias.

La valoración clínica de las ECM demuestra que poseen una estructuración lógica, que los ítems se repiten entre los enfermos —las diferencias son más de matiz que causales—, que los pacientes las recuerdan toda su vida y que estas vivencias provocan un profundo impacto psicológico, un impacto que condiciona un cambio de la concepción existencial, del rol vital, en el paciente. La clínica de las alucinaciones es totalmente diferente, contraria a los aspectos comentados de las ECM.

Las ECM presentan otras características, ausentes en las alucinaciones e inexplicables por el método científico: la transferencia de información independiente del espacio y del tiempo y, además, la capacidad de atravesar estructuras sólidas.

La práctica de una resonancia magnética funcional al paciente, mientras comenta su ECM, nos permite observar las zonas cerebrales que se activan. Uno de los aspectos que más llama la atención es la activación de zonas occipitales cuando comenta las imágenes de objetos que observó durante la ECM y le motivaron un impacto afectivo. Este hecho pone de manifiesto la existencia de una memoria relacionada con las neuronas espejo y nos permite deducir que el paciente no miente, sino que realmente vio las imágenes que se encontraban a distancia de su cuerpo inerte mientras se realizaban las maniobras de reanimación cardiorrespiratorias.

Las diferencias entre alucinaciones y ECM son lo suficientemente evidentes como para poder pensar que en estas últimas intervienen otros fenómenos que desconocemos con el método científico.

El desarrollo a partir de los siglos xix y xx de una nueva disciplina, la física cuántica, proporciona un nuevo enfoque conceptual de la conciencia. La física cuántica estudia y valora el mundo microscópico. La interpretación de sus leyes y principios constituye un nuevo paradigma y requiere una nueva forma de interpretación.

Aplicando la mecánica cuántica en una interpretación antropológica del ser humano, esta rama científica nos proporciona nuevas posibilidades de comprensión que justifican los fenómenos trascendentes, especialmente las ECM.

El cuerpo, en cuanto materia, es energía de baja frecuencia. La interpretación cuántica de la materia confirma que esta tiene una estructura vacía, con grandes espacios entre las partículas subatómicas. Se explica así la facilidad que comentan los pacientes para atravesar estructuras sólidas durante la ECM.

Las actividades mentales tienen una clara interpretación cuántica como energía, concretamente como ondas electromagnéticas de frecuencia elevada.

Finalmente, hemos de aceptar la existencia de una conciencia no local o Supraconciencia —una energía de alta frecuencia no perceptible por nuestros órganos sensitivos y sensoriales—, que constituye nuestra auténtica identidad, nos hace únicos e irrepetibles, tiene la capacidad de colapsar la energía en materia y es holística con la energía primera universal y sus propiedades: omnipresencia, omnisciencia y omnipotencia.

Esta nueva visión existencial del ser humano plantea profundas reflexiones sobre nuestras vivencias básicas: ¿qué es la vida?, ¿qué es la muerte?

Hay cuatro conceptos que cambian profundamente en las personas que han experimentado una ECM:

Conclusiones

1) **La vida.** El ser vivo es capaz de autorreplicarse y desarrollar una serie de funciones biológicas con intercambio de materia y energía. Para el paciente con ECM, la vida es maravillosa y hay que aprovecharla al máximo. Es una gran oportunidad en nuestra evolución. Nacer supone introducirse en un cuerpo —somos polvo de estrellas— durante un tiempo finito. Cada experiencia es una enseñanza que ayuda a evolucionar. Si valoramos la vida con nuestra identidad materialista, el no yo, el ego, solo descubriremos limitaciones y miedos. El ego hace que nos centremos en el pasado, que despierta sentimientos de culpabilidad, y en el futuro, con sentimientos de incertidumbre y ansiedad por conseguir los objetivos materiales programados. Valorar la vida con la Supraconciencia es centrarse en el presente, la única realidad existencial, donde desaparece el dualismo, la separación entre observador y objeto, y la localidad, gozando la esencia de la naturaleza, que es sencilla y bella. Como dijo Jung, «en la belleza y sencillez está la verdad».

2) **La felicidad.** El paciente que ha experimentado una ECM es plenamente consciente de que la auténtica felicidad solo se vive con la Supraconciencia. Experimenta una sensación de paz, equilibrio, gozo, quietud y silencio. Es presencia y vivencia. Con la identidad materialista, con el ego, se vive entre opuestos. No es posible eliminar el opuesto no deseado, puesto que uno crea el otro. Los opuestos son una ilusión del ego. En la frontera de los opuestos, siempre existe una lucha con tensión y angustia. En realidad, el ego no proporciona felicidad, sino placer. El ego fundamenta su identidad en el cuerpo material y, puesto

que sabe que es finito, que morirá, provoca tensión, angustia e infelicidad.

3) Todo fenómeno anímico tiene un sustrato bioquímico neuronal en los neurotransmisores. El placer del ego evoluciona con dopamina, excitante de la actividad neuronal. La auténtica felicidad es la Supraconciencia, con serotonina, que inhibe la actividad neuronal.

4) **La libertad.** La auténtica libertad únicamente se consigue con la Supraconciencia. Mientras nuestra dinámica mental esté controlada por el ego, las decisiones que tomamos dependen de la estructuración del carácter y de los hábitos adquiridos, que condicionan los pensamientos y los sentimientos.

5) **La muerte.** Nuestra sociedad teme a la muerte, considerada un tabú. Hemos de cambiar totalmente nuestra concepción: la muerte no es enemiga de la vida, sino que forma parte de ella. Al nacer, comenzamos a morir. La vida es una preparación a la muerte. El miedo a la muerte nos aleja de la realidad de nuestra existencia, la eternidad. Con la muerte volvemos a nuestro origen.

6) Mientras la consideremos como el fin de nuestra existencia, nunca viviremos en paz y armonía, sino atemorizados. Todo miedo es, en el fondo, miedo a la muerte.

La muerte no es lo opuesto
a la vida, sino que forma parte
de nuestra existencia.

Conclusiones

Al controlar el ego, descubrimos nuestra Supraconciencia, nuestra realidad existencial eterna. Desaparecerá entonces la dualidad primera y más profunda, la contraposición vida-muerte, y secundariamente lo harán todas las demás.

No se puede disfrutar, amar la vida y ser feliz si vemos la muerte como una enemiga. El tener consciencia de la brevedad de la vida se debe al miedo a la muerte. Cuando se acepta la muerte como parte de nuestro camino, se pierde el miedo al tiempo y se puede disfrutar del presente.

Si amamos la vida, desaparece el miedo a la muerte. Hemos de ver nuestra existencia como una polaridad con dos extremos: vida y muerte.

Con la muerte se vuelve al reposo. Todo se mueve en círculo.

La muerte supone el fin del ego y de la conciencia local.

Se muere como se vive. Al descubrir la existencia de la Supraconciencia, perdemos el miedo a la muerte, porque tenemos la seguridad de que nuestra existencia real es eterna.

El ego condiciona una afección al cuerpo tan intensa que preferimos continuar con este, aunque se encuentre enfermo e imposibilitado. No es más que miedo a lo desconocido. La muerte nos libera de las cargas de la vida, los dolores, las enfermedades y las dificultades, a la vez que nos proporciona paz y armonía.

Podemos comparar el miedo a la muerte con el miedo a la oscuridad.

A menudo, el dolor y el miedo a la muerte se deben básicamente al factor psicológico de la afección egoísta al cuerpo, no a un sufrimiento fisiológico.

Al nacer, la Supraconciencia se introduce en un cuerpo, se identifica con él y se olvida de su realidad, que es holística con la energía primera. Quien descubre y es consciente de su realidad existencial considera el cuerpo como una cárcel forzosa, aunque necesaria para evolucionar.

Para perder el miedo a la muerte hay que vivir en el mundo sin pertenecer a él. Hay que actuar en el escenario del mundo sin que nos afecte el papel que nos ha tocado interpretar.

La meditación nos prepara para desprendernos del cuerpo. Nos permite salir de la ignorancia y comprender nuestra realidad existencial.

El estudio de las ECM también nos permite comprender nuestra realidad existencial: somos espíritu eterno que, durante un tiempo muy finito, está revestido de un cuerpo, polvo de estrellas que devolvemos al universo con la muerte.

Los pacientes con ECM conocen la otra dimensión y no desean volver a la dimensión humana tridimensional. El gozo, la paz, la felicidad y el amor que disfrutan en la otra dimensión justifican que no quieran volver. Estas personas refieren que la vida en la dimensión humana es un viaje lleno de obstáculos y aventuras. La enseñanza es evidente: el sufrimiento se halla en esta dimensión.

La mecánica cuántica nos demuestra científicamente que somos energía, y nuestra realidad existencial es la Supraconciencia.

Cuando nacemos, todos sonríen de alegría y nosotros lloramos. Con la muerte, todos lloran y el moribundo se encuentra en paz y gozo al contactar con la Supraconciencia.

La muerte no existe, no es un proceso biológico, sino espiritual.

Las principales conclusiones después del estudio y valoración de las ECM, fundamentadas en principios científicos, nos ayudarán a entender la muerte y la vida más allá de esta:

Conclusiones

- En la concepción antropológica del ser humano podemos distinguir tres componentes: cuerpo, conciencia local (o neuronal) y conciencia no local (o Supraconciencia).
- La Supraconciencia es una energía sutil bidimensional, no dual ni local.
- Existe una energía cuántica primera o universal, el diseñador inteligente del universo y principio de todas las religiones.
- La Supraconciencia es holística respecto a la energía cuántica universal y tiene sus propiedades: omnipresencia, omnisciencia y omnipotencia.
- La muerte física obliga a desprenderse de la envoltura corporal, pero nuestra realidad existencial, la Supraconciencia, perdura eternamente
- No hay que temer la muerte. Es un proceso que permite pasar a una mejor dimensión.
- La mecánica cuántica, junto con la biología cuántica, nos permiten demostrar y justificar científicamente los fenómenos de las ECM.
- Existen suficientes argumentos para poder afirmar que las ECM son una realidad. Los pacientes no mienten en su descripción.
- Las ECM nos permiten comprender cuál es nuestra auténtica realidad existencial.

La vida es un juego que nos pone en una situación tridimensional para que vayamos eliminando impurezas y volvamos nuevamente al espíritu, a la energía primera. En el momento en que comprendamos que nuestra realidad existencial es nuestra Supraconciencia, y no el ego que nos domina, este ya no podrá llevarnos a la injusticia, a las guerras, a la enfermedad y al dolor. Las personas que han tenido una ECM, que podría compararse a una segunda oportunidad que nos da el universo para conectar con esa energía primera, alcanzan una vida placentera de hermandad, armonía, amor —al planeta, a los animales, a la naturaleza, a nuestros semejantes—, paz y salud.

Anexo
Por qué las ECM no son alucinaciones

Desde la publicación de la primera edición de esta obra son muchas las comunidades, incluida la científica, que han manifestado un interés creciente por el fenómeno de las ECM. Para el porcentaje menor que cuestiona que estas experiencias son alucinaciones, he escrito este anexo que se añade al libro con propósito de aclarar las dudas.

Quiero diferenciar, mediante este artículo, las experiencias extracorpóreas que la visión neurocientífica califica como alucinaciones de las experiencias cercanas a la muerte, que en absoluto responden a esas sensaciones subjetivas.

La experiencia extracorpórea, también denominada desdoblamiento o viaje astral, es una sensación de salida del propio cuerpo y de estar flotando en el aire. Algunos casos se acompañan de autoscopia, la posibilidad de ver el propio cuerpo desde fuera, lo que provoca una gran sorpresa. En ocasiones, las personas que tienen estas experiencias también pueden proyectarse en otros lugares.

Las experiencias extracorpóreas suelen experimentarse en estado consciente y pueden empezar en la infancia. Pueden darse de manera espontánea o estar provocadas voluntariamente o por situaciones de estrés. También pueden darse en estados inconscientes, como durante el sueño y el sueño lúcido.

Es difícil hacer una valoración científica de este fenómeno, al no disponerse de medios para comprobarlos. La visión neurocientífica lo califica de alucinación, con intervención de factores psicológicos y neurológicos. Los mecanismos desencadenantes son:

- Aparición espontánea.
- Estimulación electromagnética.
- Consumo de sustancias químicas, como la ketamina (un anestésico alucinógeno), la DMT (dimetiltriptamina) o la metanfetamina.
- Estimulación eléctrica de la unión temporoparietal.

En mi experiencia personal, que coincide con la de otros autores, como Raymond Moody, Bruce Greyson, Eben Alexander, Pim van Lommel, Sam Parnia y Michael Sabom entre otros, las ECM (experiencias cercanas a la muerte) tienen unas características propias que no coinciden con las alucinaciones. Y estas son:

- Sensación muy evidente de salida del cuerpo, lo que provoca gran sorpresa.
- Autoscopia, identificación del propio cuerpo
- Gran facilidad para atravesar todo tipo de estructuras sólidas.
- Transferencia de información con toda exactitud independientemente del espacio y del tiempo.
- Conexión con seres que se describen como «de luz», que orientan y ayudan a quienes experimentan la ECM.
- Encuentros con familiares o amigos que provocan una gran alegría.

- Visión de una intensa luz que comporta una gran sensación de paz, de gozo y, sobre todo, de amor.
- Visión de los eventos más importantes de la propia vida.
- Posibilidad de decidir el regreso a la dimensión humana.

Quienes viven un viaje astral resaltan, además, tres aspectos que experimentan durante el viaje:

- Se comunican mediante el pensamiento, por telepatía.
- No existe la dimensión del espacio: con solo pensar que quieren desplazarse a las antípodas, por ejemplo, ya se encuentran allí.
- Solo hay un tiempo, el presente, el ahora, el momento actual. Las ECM se presentan en pacientes en estado de muerte clínica, es decir, en paro cardiaco, paro respiratorio, sin reflejos y sin actividad mental. A partir de los quince a los veinte segundos del paro cardiaco, el electroencefalograma es plano.

La práctica de una resonancia magnética funcional a pacientes que han presentado una ECM mientras la comentan con toda clase de detalles revela una activación del lóbulo occipital. Esta activación se da al describir un objeto que vieron durante la ECM y que motivó su interés, lo que significa que el objeto en cuestión condicionó su memoria a través de las neuronas espejo. Podemos por tanto afirmar que el paciente no miente: realmente vio el objeto que describe.

La mecánica cuántica, con sus leyes y principios (superposición de estados, coherencia cuántica, entrelazamiento cuántico y efecto túnel), presenta un gran paralelismo con los fenómenos que comentan los pacientes en las ECM. Hoy tenemos pruebas científicas de la existencia de fenómenos cuánticos en biología y en la conciencia humana.

Existe una conciencia no local o Supraconciencia, que tiene continuidad fuera del cerebro, que persiste a pesar de la muerte física y que permite explicar los fenómenos de las ECM. **En definitiva, es importante diferenciar las ECM de las alucinaciones:**

- Las alucinaciones no tienen una estructuración lógica. Son absurdas, totalmente al contrario de las ECM, que son lógicas.
- Las ECM presentan similitudes claras entre distintos pacientes. Las diferencias entre las ECM son más de matiz que de concepto. Totalmente distinto es lo que ocurre en las alucinaciones, que no tienen ninguna relación unas con otras.
- Los pacientes recuerdan hasta el último detalle de su ECM, y, cuanto más tiempo pasa, más intenso es el recuerdo. Con las alucinaciones, los pacientes no las recuerdan, se olvidan. Incluso les da vergüenza recordarlas.
- Las ECM provocan un profundo impacto psicológico, especialmente en la concepción existencial del paciente, determinando un cambio en su dinámica y su rol vital. Se vuelven muy espirituales, pierden el miedo a la muerte, pierden afección a lo material y su dinámica vital se rige por los arquetipos. En las alucinaciones no se observa ninguno de estos efectos.

Las experiencias extracorpóreas son una realidad clínica y están provocadas por varias causas. El mecanismo de producción no es conocido, y por eso se califican de alucinaciones.

Anexo

Las experiencias cercanas a la muerte son un fenómeno frecuente que se presenta en pacientes diagnosticados de muerte clínica. Existen pruebas objetivas certificadas y pruebas con base científica que nos permiten afirmar que la muerte física no es el fin de nuestra existencia, sino que persistimos en otra dimensión energética, nuestra Supraconciencia. Las vivencias que se presentan durante la ECM son reales.

Esta conciencia no local o Supraconciencia, nuestra auténtica identidad que nos hace únicos e irrepetibles, es holística con la conciencia o inteligencia primera, es decir, tiene sus propiedades: la omnipresencia, la omnisciencia y la omnipotencia.

Canción compuesta por Jan, músico y compositor,
para las conferencias y vídeos del doctor Manuel Sans Segarra.

Bibliografía

Alexander, E., *La prueba del cielo*, Zenith, Barcelona, 2013.
Barnaby, B., *Más allá del secreto*, Robinbook, Barcelona, 2008.
Blanch Matute, M. A., *Registros akáshicos*, Oberon, Madrid, 2020.
Bohm, D., *La totalidad y el orden implicado*, Kairós, Barcelona, 2008.
Bohr, N., *Física atómica y conocimiento humano*, Aguilar, Madrid, 1964.
Bolloré, M. Y. y Bonnassies, O., *Dios. La ciencia. Las pruebas*, Funambulista, Madrid, 2023.
Bush, N. E., «Is ten years a life review?», *Journal of Near-Death Studies*, Vol. 10, 5-9, 1991.
Byrne, R., *El secreto*, Urano, Madrid, 2006.
Capra, F., *El tao de la física*, Sirio, Málaga, 2005.
Clegg, B., *La biblia de la física cuántica. Guía de viaje a través de 200 años de ciencia subatómica*, Gaia, Madrid, 2018.
Dalái Lama, *El universo en un solo átomo: convergencia de la ciencia y la espiritualidad*, Broadway Books, Nueva York, 2005.
Damásio, A., *El error de Descartes*, Crítica, Barcelona, 2010.
Dawkins, R., *El relojero ciego*, Tusquets, Barcelona, 2015.

Descartes, R., *Tratado del hombre,* Andreu (Grupo Roche), Barcelona, 1994.

Einstein, A., *Mi visión del mundo,* Tusquets, Barcelona, 1984.

Fenwick, F., *El arte de morir,* Atalanta, Girona, 2015.

Feynman, R. P., *¿Está usted de broma, Sr. Feynman?,* Alianza, Madrid, 2016.

Fuster, V. y Corbella, J., *La ciencia de la larga vida,* Planeta, Barcelona, 2016.

— y Sampedro, J. L., *La ciencia y la vida,* Plaza y Janés, Barcelona, 2009.

Gaona Cartolano, J. M., *El límite,* La Esfera de los Libros, Madrid, 2015.

— *Al otro lado del túnel,* La Esfera de los Libros, Madrid, 2012.

Goswami, A., *La física del alma,* Obelisco, Barcelona, 2008.

— *La ventana del visionario,* La Esfera de los Libros, Madrid, 2008.

— *Evolución creativa,* La Esfera de los Libros, Madrid, 2009.

— *El libro que lo responde todo,* Obelisco, Barcelona, 2018.

Greyson, B., «The Near-Death Experience Scale. Construction, reliability, and validity», *J Nerv Ment Dis,* 171(6), 369-375, 1983.

— «Dissociation in people who have near-death experiences: out of their bodies or out of their minds?», *The Lancet,* Vol. 355, 460-463, 2000.

Grof, S., *El viaje definitivo: la consciencia y el misterio de la muerte,* La Liebre de Marzo, Barcelona, 2006.

Hameroff, S. R. y Penrose, R., «Consciousness in the universe: a review of the "Orch OR" theory», *Phys Life Rev,* Vol. 11(1), 39-78, 2014.

Hawking, S., *El universo en una cáscara de nuez,* Crítica, Barcelona, 2011.

Hawkins, D. R., *El ojo del yo,* Obelisco, Barcelona, 2006.

— *La teoría del todo,* Debolsillo, Barcelona, 2009.

Heisenberg, W., *Más allá de la física. Atravesando fronteras,* Biblioteca de Autores Cristianos, Madrid, 1974.

Bibliografía

Jung, C. G., *Simbología del espíritu*, Fondo de Cultura Económica, México, 1994.

Kandel, E. R., *En busca de la memoria. El nacimiento de una nueva ciencia de la mente*, Katz Editores, Madrid, 2007.

Kübler-Ross, E., *Sobre la muerte y los moribundos*, Debolsillo, Barcelona, 2009.

— y Kessler, D., *Lecciones de vida*, Grup Editorial 62, Barcelona, 2008.

Lao-Tse, *Tao Te Ching*, Martínez Roca, Barcelona, 2012.

Lázaro, C., *Lo que dicen los expertos sobre las experiencias cercanas a la muerte*, Guante Blanco, Almería, 2018.

Long, J. y Perry, P. J., *Evidencias del más allá*, EDAF, Madrid, 2011.

Michio, K., *El futuro de nuestra mente*, Debate, Barcelona, 2014.

Miret, S., *Biología cuántica*, Siglo Actual Libros, Madrid, 2019.

Moody, R. A., *Vida después de la vida*, EDAF, Madrid, 1975.

— *Más sobre la vida después de la vida*, EDAF, Madrid, 1995.

Morse, M., *Transfigurados por la luz: el poderoso efecto de las experiencias cercanas a la muerte sobre nuestras vidas*, Diana, México D.F., 1996.

Newton, M., *Journey of Souls: Case Studies of Life Between Lives*, Llewellyn, Saint Paul, 2002.

Paolelli, E., *Neurocuántica. La nueva frontera de la neurociencia*, El Grano de Mostaza, Barcelona, 2015.

Parnia, S., *et al.*, *The Lazarus Effect*, Rider, Londres, 2014.

— *et al.*, «AWARE, Awareness during resuscitation. A prospective study», *Resuscitation*, Vol. 85, 12, 1799-1805, 2014.

Penrose, R., *Las sombras de la mente. Hacia una comprensión científica de la consciencia*, Crítica, Barcelona, 1994.

Plum, F. y Posner, M., *The diagnosis of stupor and coma*, FA Davis, Filadelfia, 1983.

Punset, E., *El alma está en el cerebro*, Santillana, Madrid, 2006.

Romero, T., *24 minutos en el otro lado. Vivir sin miedo a la muerte*, publicación independiente, 2018.

— *Espíritus en la hoguera*, publicación independiente, 2021.

— *Los animales también van al cielo*, publicación independiente, 2023.

Rossner, M., *¿Tienes una invitación para ir al cielo?*, Urano, Barcelona, 2013.

Sabom, M., *Light and Death: One Doctor's Fascinating Account of Near-Death Experiences*, Zondervan, Grand Rapids, 1998.

Sartori, P., *ECM. Experiencias cercanas a la muerte*, Kairós, Barcelona, 2015.

— *What is an NDE? A beginner's guide to NDEs*, Watkins Media, Londres, 2016.

Schrödinger, E., *¿Qué es la vida?*, Tusquets, Barcelona, 1983.

Selbie, J., *La física de Dios*, Sirio, Málaga, 2017.

Swedenborg, E., *Awaken from Death*, James F. Lawrence, San Francisco, 1993.

Talbot, M., *El universo holográfico*, La Esfera de los Libros, Madrid, 2007.

Tolle, E., *Un nuevo mundo, ahora*, Debolsillo, Barcelona, 2005.

Van Lommel, P., *Consciencia más allá de la vida*, Atalanta, Girona, 2015.

— et al., «Near-death experience in survivors of cardiac arrest: a prospective study in the Netherlands», *The Lancet*, Vol. 358(9298), 2039-2045, 2001.

Versyp, T., *La dimensión cuántica. De la física cuántica a la conciencia*, Ulzama, Huarte, 2010.

— *Coherencia cuántica y vida*, Ulzama, Huarte, 2022.

Vigne, P., *¡Cierto! Hay vida más allá de la muerte*, De Vecchi, Barcelona, 1994.

Weiss, B. L., *A través del tiempo*, Ediciones B, Barcelona, 1997.

— *Muchas vidas, muchos maestros. La historia real de un psiquiatra, su*

Bibliografía

joven paciente y la terapia de regresión que cambió sus vidas para siempre, Debolsillo, Barcelona, 2018.

WILBER, K., *Vida después de la muerte*, Kairós, Barcelona, 1993.

— *La conciencia sin fronteras*, Kairós, Barcelona, 2011.

— *Cuestiones cuánticas*, Kairós, Barcelona, 2017.

XU, G., Mihaylova, T., Li, D., *et al.*, «Surge of neurophysiological coupling and connectivity of gamma oscillations in the dying human brain», *Proceedings of the National Academy of Sciences of the United States of America (PNAS)*, University of Michigan, 2023.

YATES, J., *La mente iluminada*, Sirio, Málaga, 2017.

YOGANANDA, P., *Autobiografía de un yogui*, Paidós, Barcelona, 2023.